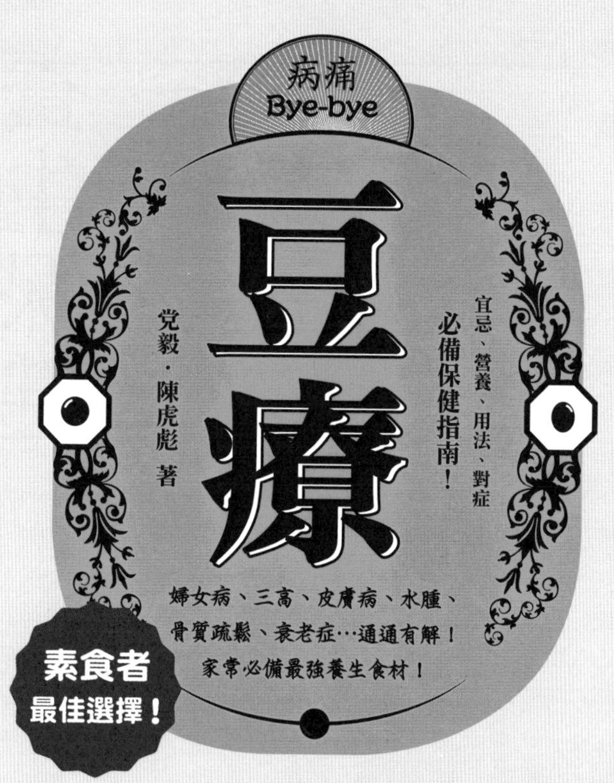
病痛
Bye-bye
豆療
党毅．陳虎彪 著
宜忌、營養、用法、對症
必備保健指南！
婦女病、三高、皮膚病、水腫、
骨質疏鬆、衰老症…通通有解！
家常必備最強養生食材！
素食者
最佳選擇！

推薦序

日常飲食中的養生保健

繼《穀療》出版之後，香港浸會大學中醫藥學院党毅博士和陳虎彪博士又送來了他們的新作《豆療》，並請我再次審閱作序。

豆類食物，主要包括大豆（黃豆、青豆、黑豆）、綠豆、赤小豆、蠶豆、豌豆、落花生等，屬於傳統觀念中的五穀雜糧範疇。同時，豆類食物也是防病治病的良藥。大多數豆類食物性味甘平，具有補益氣血、健脾和胃等功效。例如黃豆、黑豆、白扁豆等的補益強壯作用就很好。某些豆還能化溼利尿，如赤小豆，常用於治療水腫等病症。此外，豆類製品甚多，特別是大豆製品，常見的有豆漿、豆腐、豆豉、豆芽等。用豆類食物及豆製品製作的菜餚不僅健康味美，而且還適用於某些疾病。例如黃豆芽，不僅可保持血管彈性，防止動脈硬化，還具有保護皮膚和營養毛髮的作用。故豆類食物及豆製品常被作為保健、美容食品應用。

從古到今，豆類食物一直活躍於日常飲食生活中，在運用飲食療法防病治病中也具有舉足輕重的作用。弘揚豆文化，發掘豆類食物的養生、治療和康復等功效，是一項很有意義的研究工作。

在「以人為本」思想的主導下，大眾的身心健康越來越受到重視，很需要專業人員用通俗的語言來闡述健康科學的理念和內涵。党毅博士在中醫藥，特別是養生食療方面有很深的造詣，曾赴多國講學，並勤於詩詞創作；陳虎彪博士從事藥用植物教學與研究二十餘年，酷愛植物攝影。兩位專家通力合作，將二十一世紀學科之間的融合和交叉成功地運用於教研工作中。本書中不但圖文並茂地介紹了常用豆類食物的基本樣貌、食療方的組成、製作方法和功效，而且還以簡潔的語言描繪出各種豆的營養和特點。有方，有藥，有營養分析，也有傳統功效；有飲食養生方法，也有豆類食品製作，深具實用性。可以看出，這本書融入了他們對應用豆類食物養生保健的許多心得和對生活的認識。今天這本書得以完成，正是兩位學者熱愛藥用植物，在專業上日積月累地執著追求的結果。沒有豐富的生活閱歷，沒有不斷創新的意識，沒有對生命深刻的思考，是無法完成這樣一部精品之作的。

閱讀書稿之後，甚為欣喜。流暢的語言，優美的詩文，配以色彩斑斕、清晰豔麗的圖片，使人在感受到豆文化的同時，也頗受「豆療」保健之益。

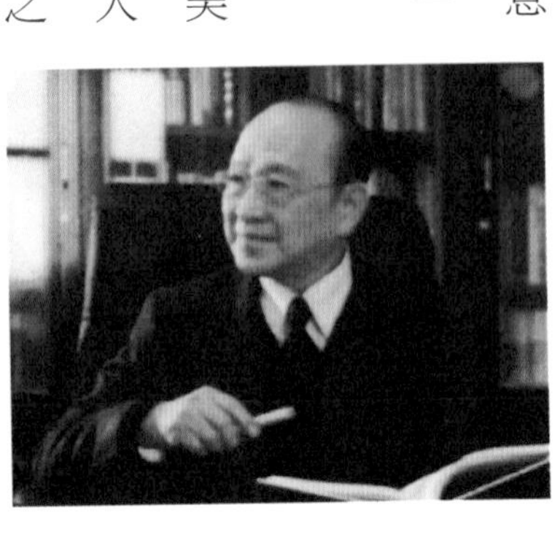

肖培根
中國工程院院士
中國醫學科學院藥用植物研究所研究員

作者序

食藥兼具的中庸美食

據WHO統計，人類80%以上的疾病都與「吃」有關。大量的資料顯示，長期吃含有高熱量的肉類食品，可能增加患高血脂症、癌症、心腦血管病、高血壓、糖尿病、膽結石等疾病的風險。據說，美國人在反省了自身飲食結構不合理的錯誤之後，提出了「我們要向中國人學習吃豆」的結論。的確，豆，這種中國人的「五穀雜糧」，不僅供給了我們營養，使中華民族得以繁衍生息，也為我們的健康生活帶來諸多益處。

豆，是各種豆科農作物的可食種子，是深受大眾喜愛的健康食物。「豆療」與中醫的其他療法，如「花療」、「茶療」、「穀療」等一樣，是根植於中醫藥文化與豆文化基礎之上的一種全新概念，指以中醫學和飲食文化為基礎，在中醫藥理論指導下，使用常用豆類食物為主要材料，或與其它相關食藥合理配伍，以達到養生保健、防治疾病目的的一種療法。其功效和特點在於提高心身素質，優化生活品質，預防為主，寓醫於食。

「豆療」的概念是從「植物類群的親緣關係」角度提出的。常用豆類食物有蛋白質含量高、性味甘平、多入脾胃經的共性，故絕大多數豆類有補益脾胃的功效。另外，經過統計，大多數豆類有燥溼利水的功效，所以「豆療」對脾胃虛弱或水溼積聚者尤其適用。「豆療」具有既是食，又是藥，既能充饑，又能療疾的雙重作用。「豆療」簡便又價廉，透過一日三餐的合理飲食，即能收到補益身體、祛病延年的效果。

豆雖無山珍海味之尊貴，卻是佛、道、儒，乃至平民百姓最敬重的食物之一。因為，豆不僅營養豐富，而且味美價廉，特別是豆還持有一種平和、淡泊、守弱的中庸精神。朱自清先生在「論吃飯」一文中提到：

孔子說，「君子固窮」，說吃粗飯，喝冷水，「樂在其中」，又稱讚顏回吃喝不夠，「不改其樂」。道家教人「尋孔顏樂處」，學習這種樂觀的生活態度。這也就是所謂「節」和「道」，也是豆的特性之一。

寫「豆」，要有耐心，那源於一粒粒豆子積累成山的震撼；

寫「豆」，要有善心，那源於道、佛、儒薰陶滋養的受益；

寫「豆」，要有恆心，那源於從遠古流傳至今的成敗啟迪；

寫「豆」，要有淨心，那源於集天地精華、純粹的本色心育。

每日，在從豆類食品中汲取生命力量的同時，我們也在不斷地感悟著，感悟這小小的豆粒中所蘊涵的那種平凡和偉大。

願本書能為你的健康生活添一分情趣。

党毅、陳虎彪

二〇一五年七月於香港

目錄

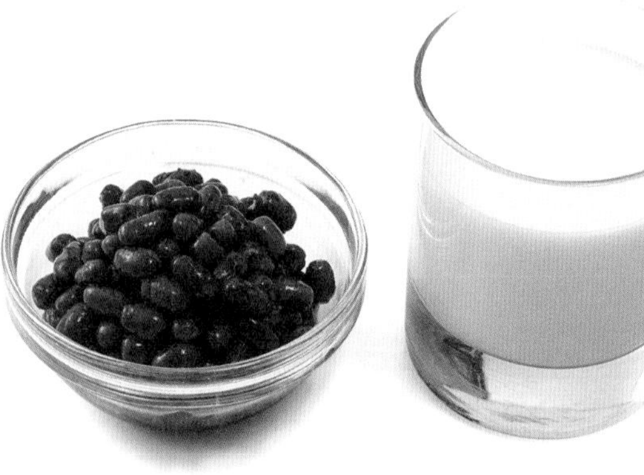

第二章 豆類營養速查百科與飲食宜忌

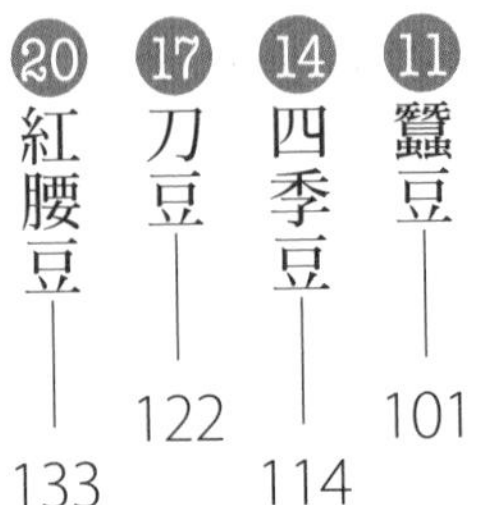

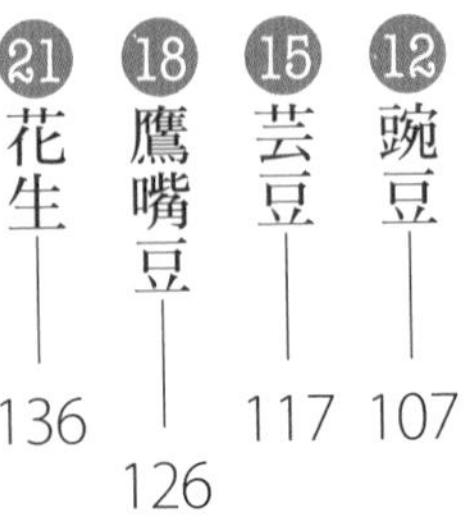

第三章 常見疾病對症豆療方

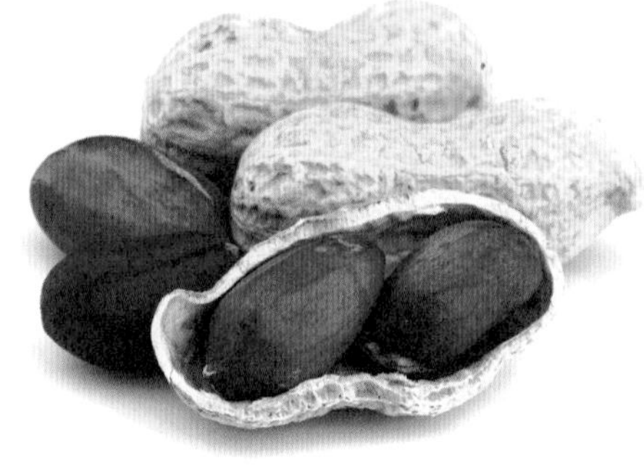

第四章 豆製品美食家

導讀

吃豆長知識，十個常見Q&A

Q1 怎麼吃豆不脹氣？

許多人有吃了豆類會脹氣、消化不良，甚至是容易排氣的問題。

吃豆類之所以會有脹氣等問題，是因為豆類當中含有某種多醣體，當腸胃中缺乏可以分解多醣體的酵素時，多醣體就容易在腸胃中產生氣體，導致脹氣、排氣等影響，也在日常生活中造成困擾。

可以先將豆子洗淨，用煮沸的開水浸泡四小時以上，要烹煮時換乾淨的水即可，熱可以將豆子裡會產生氣體的多醣體溶解，減少脹氣的問題；也可以將豆子催芽後再烹煮食用，當豆子長成豆芽時，不僅易產生氣體的多醣體會消失，原本豆子所含的營養成分也會增多；另外，豆類在加工成豆製品的過程中，因為經過浸泡和加熱的程序，也能避免脹氣。

Q2 豆類是健康的低GI食物嗎？

GI值指的是食物的升糖指數，GI值越高代表吃了後血糖上升速度越快，GI值高的食物如白飯、蛋糕這類精緻醣類食品，GI值低的食物，通常吃完以後，血糖上升的速度會比較慢，大部分的豆類便屬於低GI食物。低GI的概念原本應用於糖尿病的飲食控制，後來則應用於減肥。

一般來說，含糖量或碳水化合物較高的食物，GI值較高；纖維質較豐富的食物，GI值則較低，而黃豆是富含膳食纖維的低GI食物，有許多好處如：較有飽足感且較不容易餓，可避免吃過量；可降低血中胰島素值，來減少熱量產生及脂肪形成；降低三酸甘油脂、總膽固醇及不好的膽固醇；以及協助管理血糖值，降低得到心血管疾病、糖尿病及其併發症的危險性。

Q3 痛風可以吃豆嗎？

痛風的發作誘因以吃海鮮、動物內臟、喝啤酒等高普林食物為主，許多人認為，豆製品與香菇亦為高普林食物，痛風患者不應食用，不過根據衛生福利部《醫學與健康期刊》指出，肉類跟海鮮會增加痛風發作機率，但豆製品不會增加痛風發作，痛風患者仍能在營養師建議下適量食用豆製品。

Q4 腎臟病可以吃豆嗎？

慢性腎臟病患者必須調整飲食的營養攝取，尤其是蛋白質的攝取量必須要減少，因此坊間流傳腎臟不好不能吃豆製品的說法，其實是錯誤的觀念，黃豆的蛋白質屬於高生理價蛋白質，身體吸收利用率較佳，腎臟病患者因為必須要限制蛋白質攝取量，所以攝取高生理價蛋白質對於腎臟病患者來說是非常重要的。除了黃豆製品之外，肉類、魚類及蛋類都是高生理價蛋白質，可以在營養師建議下適量食用。

Q5 如何挑選好的豆製品？

豆腐、豆干這類黃豆製品，含豐富鈣質與蛋白質，也是家常料理中常見的食材，但歷經多次食安危機，要如何挑選優良的豆製品也成為消費者的一大難題。購買時可觀察外表是否顏色過白，並聞聞看有沒有刺鼻的異味，若有可能代表含有過氧化氫，也就是俗稱的雙氧水，雙氧水加入豆製品中可以防止細菌孳生、延長保存期限，又會使豆製品看起來較白賣相較佳，但對人體會造成嘔吐、腹瀉甚至致癌的影響。

Q6 吃不熟的豆會中毒嗎？

許多蔬菜都能當作沙拉食材生食享用，但大部份的豆類不宜生食，有些豆類生食甚至會對人體造成嚴重傷害：

1. **黑豆**：黑豆不宜生吃，因為在生黑豆中有一種抗胰蛋白酶的成分，會影響蛋白質的消化吸收，引起腹瀉。在煮、炒、蒸熟後，抗胰蛋白酶會被破壞。

2. **豇豆**：生豇豆中含有兩種對人體有害的物質：溶血素和毒蛋白。其毒素對胃腸道有強烈的刺激作用，輕者感到腹部不適，重者出現嘔吐、腹瀉等中毒症狀，尤其是兒童。

3. **四季豆**：生的四季豆中含血球凝集素等毒素，會使人體紅血球發生凝集和溶血，出現溶血性黃疸。四季豆中毒的潛伏期一般為三十分鐘至數小時。中毒症狀出現頭暈、頭痛、嘔吐、腹痛、手腳痲木、心慌等現象。

經及時治療，大多數病人在二至四小時內即可恢復健康。但只要加熱至攝氏一百度以上，使四季豆徹底煮熟，毒素就會被破壞。

Q7 綠豆湯是補水佳品？

盛夏酷暑、或在高溫環境工作的人，新陳代謝旺盛，出汗多，水液大量損失，體內的電解質平衡遭到破壞，用綠豆煮湯來補充是很好的方式，不僅能補充水分，而且還能及時補充礦物質，有效維持水液電解質平衡。

Q8 夏天就是適合來一盤毛豆小菜？

每到夏天在小吃店或是餐廳上正菜前，總是能看到一盤盤青脆的毛豆小菜。毛豆的鉀、鎂元素含量非常高，同時還含有皂苷、植酸、寡糖等成分，對於保護心腦血管和控制血壓很有益處。鉀含量豐富，適合夏季食用，能改善炎熱天氣造成的疲乏無力，還能預防因為大量出汗和食慾不振造成的營養不良、體能低落、容易中暑等情況。

Q9 花生為何被稱為長生果？

被人們譽為「長生果」的花生含有豐富的營養素。中醫認為，花生有健脾養胃、潤肺化痰之功效。除了種子之外，花生衣、花生油、花生枝葉、花生殼、花生根，都有其獨特的功用。花生油煉自花生種子，其性味與花生種子最為相似，有油脂潤燥，滑腸，去積的功效；花生枝葉與花生根，均有通絡、疏通的功效，可用於跌打損傷，癰腫瘡毒，而花生根可用於祛風除溼，治關節痛；花生殼行氣之力強，斂肺止咳；花生衣為花生種子之種皮，經現代研究證實，有直接的補血止血效果，被廣泛應用於食療中，是養生佳品。

Q10 吃哪些豆對愛美的女性最好？

1. **黑豆：**黑豆皮含有花青素，花青素是很好的抗氧化劑來源，能清除體內自由基，尤其是在胃的酸性環境下，抗氧化效果好，養顏美容，增加腸胃蠕動。

2. **鷹嘴豆：**鷹嘴豆異黃酮對女性健康有很大的影響，是具有活性的植物性類雌激素，它能夠延遲女性細胞衰老，使皮膚保持彈性、養顏、豐乳、減少骨質流失，促成骨生成、降血脂、減輕更年期症狀等。

3. **豇豆：**豇豆中含鐵量豐富，多吃豇豆對於經期中和懷孕女性十分適宜，亦適用於更年期女性，可預防骨質疏鬆症。

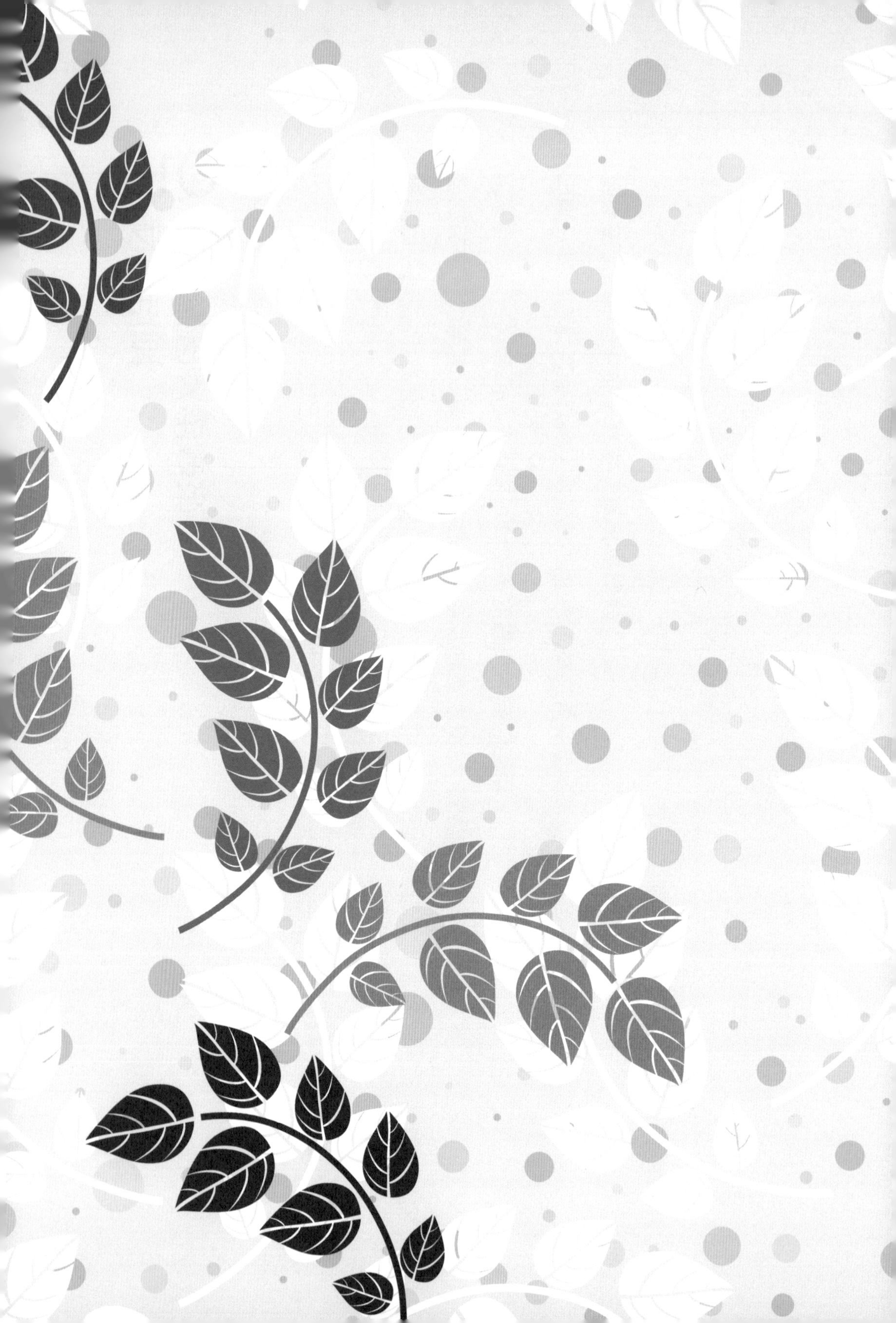

CHAPTER

1

嚴選豆療方 十五道無糖豆漿食譜

運用無糖豆漿做料理，
充分獲得一天所需營養，健康滿分！

食譜審訂、營養分析／新光醫院營養師　廖淑芬
食譜設計、食譜示範／前新光醫院廚師　王登山

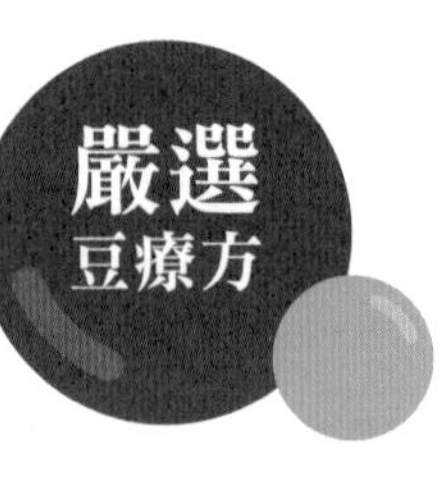

豆漿養生，一年四季皆宜

豆漿由黃豆或黑豆加工而成。先將豆子以水浸泡一天左右，將豆子帶水磨碎，濾去渣，入鍋煮沸即成。也可以使用豆漿機製作豆漿，透過簡單的步驟，將豆子放入機器中，幾十分鐘後就有新鮮的豆漿可以喝。除此之外，傳統豆漿店、超商，也都能買到豆漿。

豆漿一年四季都可以喝。春秋喝豆漿，滋陰潤燥，調和陰陽；夏喝豆漿，消熱防暑，生津解渴；冬喝豆漿，健脾暖胃，滋養進補。

按照每日飲食指南的要求，每人每天應該攝取豆魚肉蛋類三至八份，每份約為一兩肉，大約一個手掌大，但建議多從豆、魚類攝取蛋白質，並鼓勵優先選擇豆類等植物性蛋白質。有些人在飲牛奶後會產生不良反應，有的屬於生理上的反應，如飲牛奶後，常有腹瀉或便祕的現象；以豆漿代牛奶，不僅可避免這些副作用，而且也能獲得與牛奶相似的營養。因此，飲用豆漿是一種非常實用的保健方法。特別是市面上隨處可買到豆漿，更使之方便、快捷。

性味歸經——

味甘，性微寒。入脾、胃、大腸經。

功效——

具有健脾養胃，益氣滋陰，清肺瀉火，潤燥止咳，利尿的功效。

適用——

脾胃虛弱、少食消瘦或痰熱咳嗽氣喘，以及體弱、病後、產後氣血雙虛、口燥便祕、腎虛小便不利或尿頻不爽等症。

營養分析

❶現代醫學研究認為，豆漿的營養價值略遜於牛奶，而鐵含量是牛奶的25

倍；但脂肪含量不及牛奶的三分之一；醣類也不及牛奶的三分之一；鈣質相當於牛奶的六分之一；磷質則約為牛奶的四分之一。總之，豆漿為高蛋白、低膽固醇的食物。研究顯示，豆漿與動物蛋白食品合用，可提高蛋白質的吸收率。

❷因豆漿是鹼性食品，對肉類、米飯、麵包等酸性食品有中和作用，有助於消化吸收和預防老年病。

❸豆漿含豐富的蛋白質、鐵質、脂肪、碳水化合物、胡蘿蔔素、維他命B_1、維他命B_2、維他命E、菸鹼酸（維他命B_3）、花青素、異黃酮等營養素。異黃酮可促進鈣質吸收，還可改善骨質疏鬆。豆漿纖維較高，熱量和脂肪很低。

❹有助於幼兒大腦皮質等中樞神經組織的發育，促進兒童牙齒的生長，並能預防蛀牙；可以使人的淋巴系統活躍，以增強人體的免疫力；有調節血壓和利尿作用。

❺據英國《每日郵報》報導，北美更年期協會期刊《更年期》刊登美國一項迄今為止最大規模的綜合研究發現，每天喝兩次豆漿可使熱潮紅頻率和嚴重程度降低26%。

美國特拉華大學研究小組對十九項早期有關大豆蛋白與更年期症狀關聯的研究進行了分析，研究當中包含一千多名女性參試者。結果發現，與每天攝入安慰劑相比，每天至少攝入54毫克大豆異黃酮，持續六週至一年，可使熱潮紅病情降低26%。研究發現，與喝豆漿時間更短的參試女性相比，持續喝豆漿至少十二週的女性罹患熱潮紅的危險降低三倍。依據對日本婦女的觀察發現，終生吃大豆的日本婦女更少發生熱潮紅。

❻黑豆漿與黃豆漿：

中醫認為，黑入腎。故傳統觀念上認為，黑豆漿比黃豆漿補腎的作用更強。黑豆漿對肝腎陰虛型老年耳聾症尤為適宜，可加入黑芝麻、紅棗、枸杞等一起攪打。黑豆中所含的不飽和脂肪酸，可促進膽固醇的代謝、降低血脂，預防心血管疾病，且黑豆的纖維素含量高，能促進腸胃蠕動，預防便祕，所以是不錯的減肥食物。

黑豆漿與黃豆漿在營養成分、藥用功效等方面都有一些相似的地方，不過，黑豆的皮比較厚，而黃豆的皮很薄，更適宜做豆漿。

為什麼選擇黃豆、黑豆來製作豆漿？這是因為這兩種豆類的蛋白質含量高達40％，脂肪含量高達25％，有很高的營養價值和出漿率。而綠豆、紅豆屬於高澱粉類豆子，含有50％～60％的澱粉，而蛋白質和脂肪較少，所以打出來是豆沙，口感不同。為了彌補這個缺點，可以把綠豆、紅豆等跟黃豆一起打豆漿。這樣能增加脂肪和蛋白質，營養成分相互補充，更有益於身體健康。

飲食宜忌

❶豆漿遇酸會沉澱，所以，像番茄、檸檬等酸性的蔬菜、水果不適宜加到

豆漿中。豆漿最好現打現喝，剩下的可以用來做各式豆漿菜餚、點心。

❷豆漿性平偏寒而滑利，會促進腸道蠕動。所以，脾胃虛寒的人不應大量飲用，儘量不要喝冰豆漿。其次，要掌握好喝豆漿的時間。一般來說，早晚較涼，寒氣較盛，如果腹瀉或者脾胃虛寒，可以把豆漿放在中午喝。另外，也要避免在溼氣太重的季節喝太多豆漿。夜間尿頻、遺精腎虧的人，均不太適合喝豆漿。

❸不要空腹喝豆漿，也不要搭配瓜果等本來就溼涼的食物一起吃；可搭配一些溫熱的食物，包子、油條、燒餅都很合適。

SELECT RECIPE 1

豆香燕麥粥

降低膽固醇

材料

無糖豆漿250毫升、果仁燕麥片70克

做法

1 取一容器，放入果仁燕麥片，加入冰涼無糖豆漿。

2 靜置約十分鐘，待燕麥片膨脹後即可食用。

營養分析

趕時間的時候是一道營養的快速早餐。擁有適當的植物性蛋白質，又富含膳食纖維，可延緩血糖上升，降低膽固醇，是很好的保健食品。如果當作點心可取半量，有些飽足感，又不會太多熱量，影響正餐的食慾。

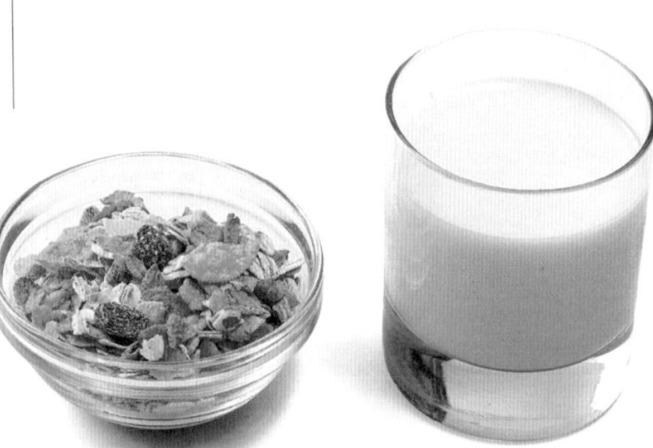

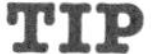

TIP

可額外增添龍眼乾、蔓越莓乾等果乾，增添風味

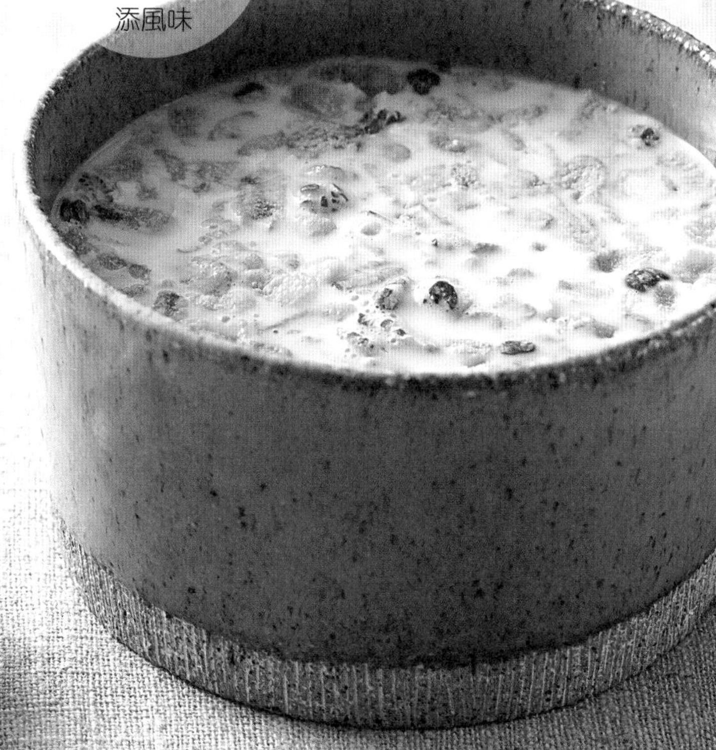

可食重量	320 g
熱量	430.03 kcal
粗蛋白	15.36 g
粗脂肪	10.79 g
碳水化合物	68.6 g
膳食纖維	10.79 g

SELECT RECIPE 2

鹹香豆奶

補鈣健骨

材料

無糖豆漿300毫升、白醋15克、蝦皮5克、榨菜末35克、香油5克、醬油5克

做法

1 無糖豆漿先加熱備用。
2 起鍋加熱加入香油、蝦皮、榨菜末爆香備用。
3 取一只碗放入醬油、白醋等調味料以及做法2之材料。
4 將無糖熱豆漿注入做法3碗中，即可食用。

營養分析

鹹豆漿之所以會凝結是因為加了醋的關係，但除了風味的改變，可獲得的營養仍舊與原本的無糖豆漿相同。

食譜中添加的蝦皮是很好的鈣質來源，是物美價廉的補鈣佳品。

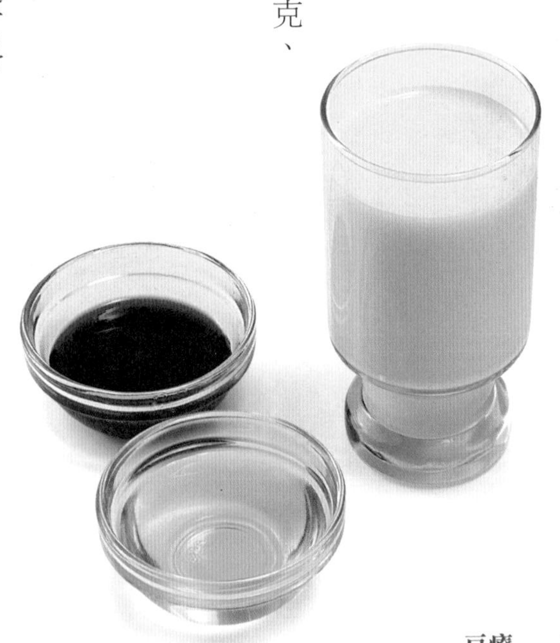

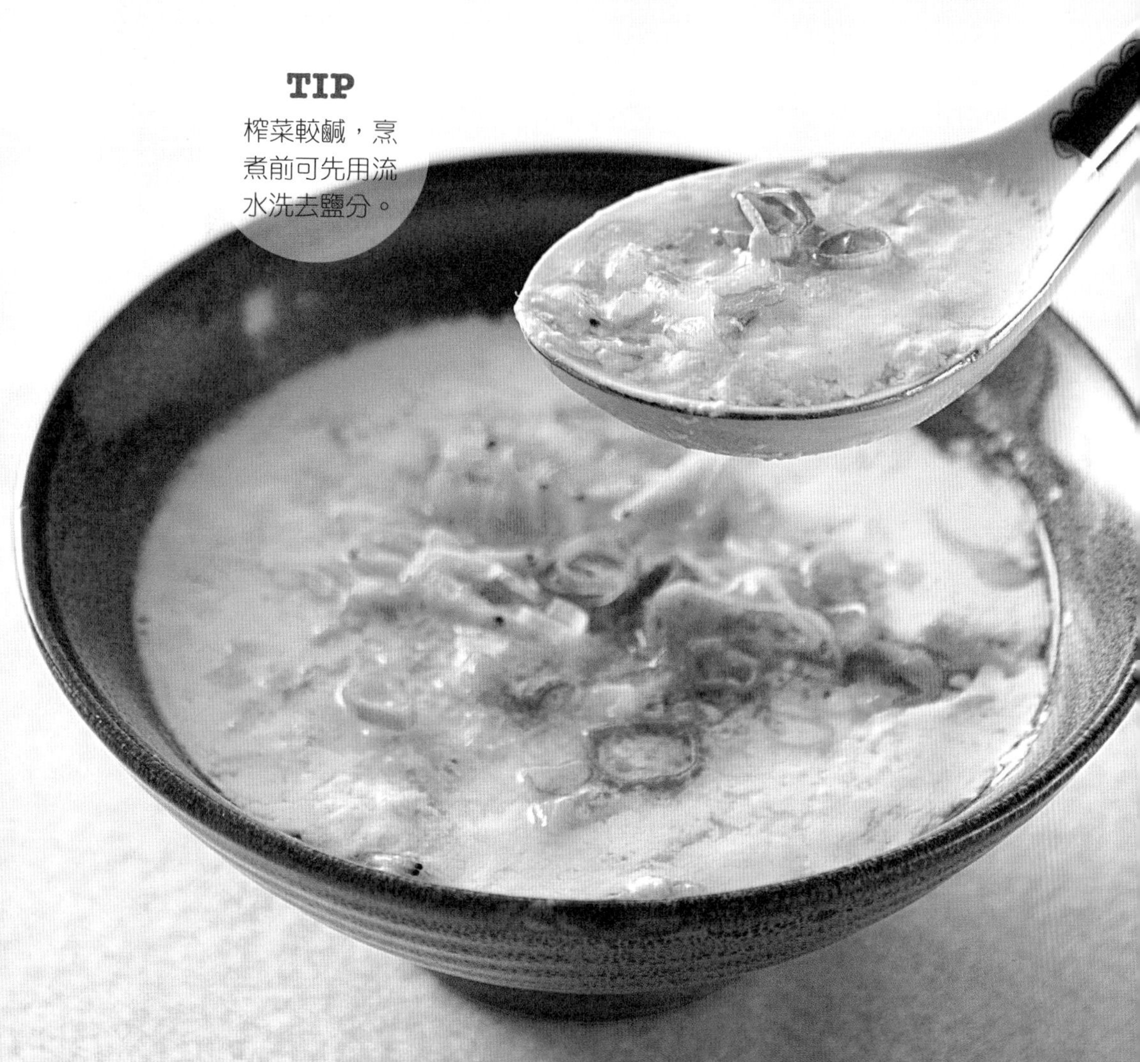

TIP

榨菜較鹹，烹煮前可先用流水洗去鹽分。

可食重量	365 g
熱量	258.64 kcal
粗蛋白	10.7 g
粗脂肪	10.05 g
碳水化合物	32.09 g
膳食纖維	10.23 g

豆香燉飯

清爽少油

材料

無糖豆漿300毫升、白飯200克、絞肉末30克、紅蘿蔔丁15克、洋蔥末30克、蒜末8克、蔥花8克、鹽5克、沙拉油20克

做法

1 起鍋放油加熱先放入洋蔥末、絞肉末炒香，再依序加入蒜末、紅蘿蔔丁、白飯拌炒。

2 加入無糖豆漿並轉小火拌煮約三分鐘，最後放入鹽調味，拌炒均勻，並撒上蔥花即可。

營養分析

改善傳統炒飯多油的缺點，此道食譜減少油脂的使用，減輕油膩感與身體的負擔。並且因為添加了豆漿及肉類，提高蛋白質攝取，也帶來飽足感。

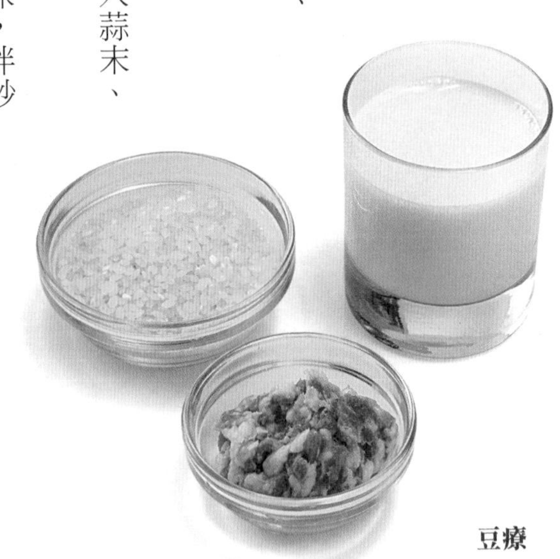

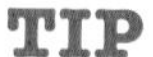

燉飯烹煮期間持續攪拌可避免燒焦。

可食重量	486 g
熱量	551.88 kcal
粗蛋白	21.33 g
粗脂肪	8.83 g
碳水化合物	95.45 g
膳食纖維	11.08 g

黑豆乳玉米煎餅

改善便祕

材料

黑豆漿150毫升、麵粉90克、雞蛋一個、玉米粒50克、鹽5克、油15克

做法

1 先將麵粉、鹽、黑豆漿、雞蛋調合均勻成粉漿，再加入玉米粒拌勻備用。

2 起鍋加熱放油，將麵糊澆於鍋中用中溫火慢煎至兩面金黃即可。

營養分析

黑豆漿與玉米兩樣食材皆富含纖維，可幫助促進腸胃蠕動，並改善食慾不振的問題。

此道食譜適合當做早餐食用，營養素比例適當，對於發育中的學生、年輕男性或活動量略重的女性都可以提供足夠熱量。

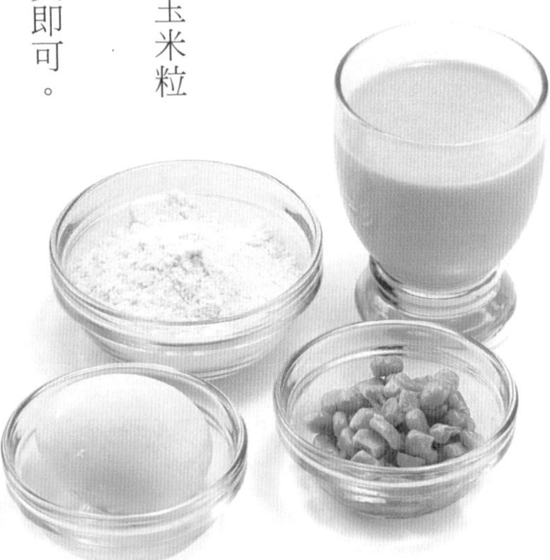

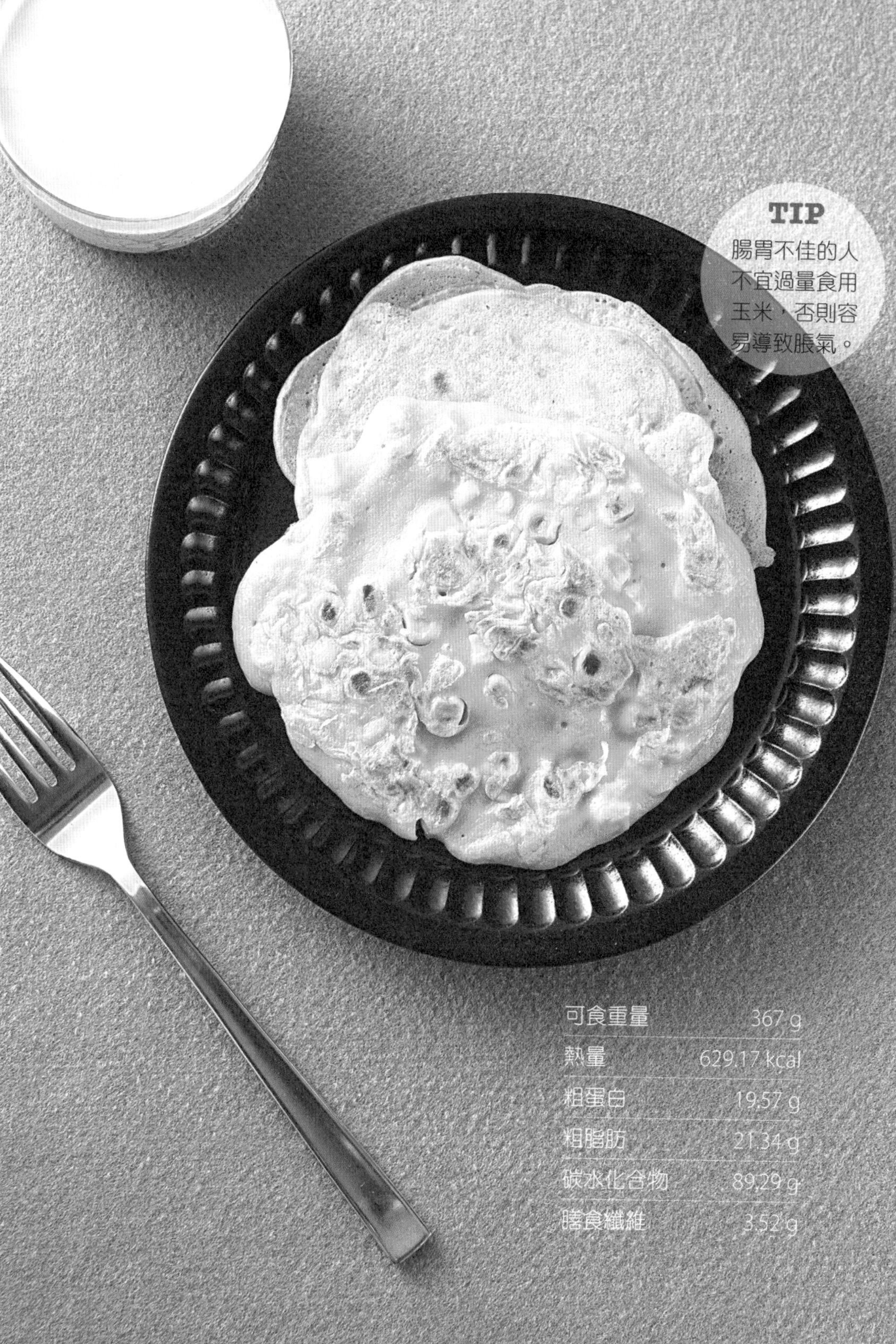
TIP
腸胃不佳的人不宜過量食用玉米，否則容易導致脹氣。
可食重量 367 g
熱量 629.17 kcal
粗蛋白 19.57 g
粗脂肪 21.34 g
碳水化合物 89.29 g
膳食纖維 3.52 g

白果芙蓉

定喘止咳

材料

無糖豆漿250毫升、蛋白120克（約3顆蛋）、鹽5克、白果30克、蔥花15克、油15克、太白粉水30克

做法

1取一只碗放入無糖豆漿加蛋白，攪拌均勻，放至電鍋加熱蒸熟備用。

2起鍋放油加熱放入蔥花爆香，將白果加鹽水拌炒至熟，再淋上太白粉水勾芡即可熄火備用，均勻澆淋於做法1芙蓉蛋上即可。

營養分析

白果具有溫肺益氣、定喘止嗽的功效。除了含蛋白質，碳水化合物及脂肪外，還含有維生素及多種礦物質。此外，這道料理同時有豆漿和蛋白的加入，能夠補充人體所需的高蛋白營養。

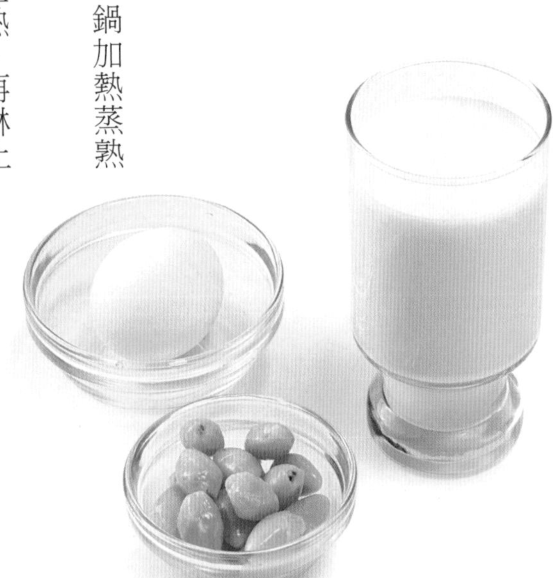

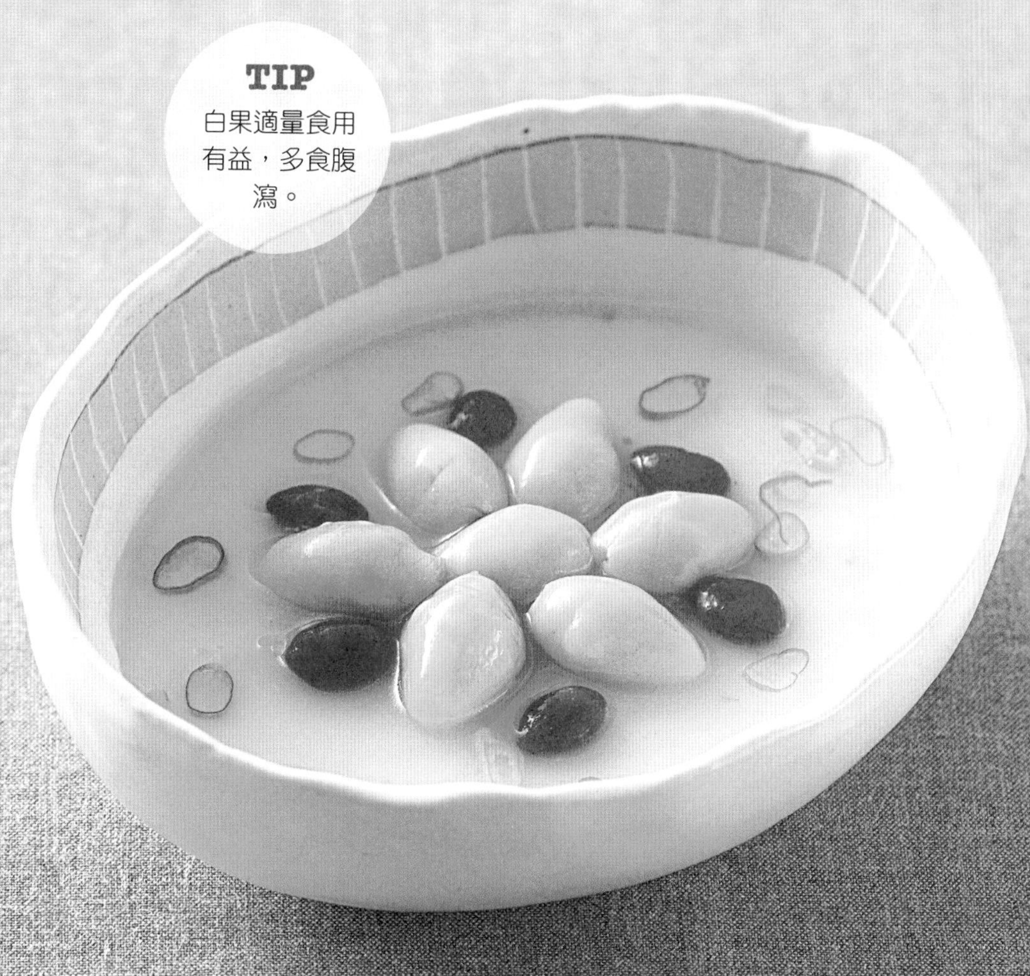

TIP
白果適量食用有益，多食腹瀉。

可食重量	437 g
熱量	400.54 kcal
粗蛋白	18.12 g
粗脂肪	19.54 g
碳水化合物	38.84 g
膳食纖維	7.89 g

SELECT RECIPE 6

豆奶煨白菜

養顏美容

材料

無糖豆漿200毫升、白菜心200克、蝦米15克、鹽3克、油一大匙

做法

1 蝦米泡水洗淨，白菜心先對切過水汆燙備用。

2 起鍋加油將蝦米爆香，加入白菜心、豆漿，小火煨煮約十分鐘。

營養分析

白菜含有豐富的維他命C，可以養顏美容，黃豆中含有亞麻油酸，能夠阻止皮膚中的黑色素形成，是一道很適合愛美女性的料理。

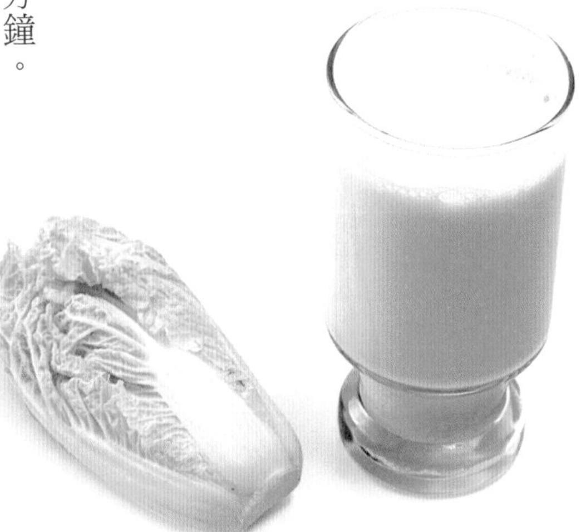

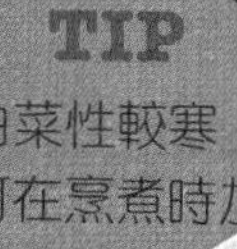

TIP

白菜性較寒，可在烹煮時加入少許薑片，減少寒涼。

可食重量	437 g
熱量	367.53 kcal
粗蛋白	16.17 g
粗脂肪	18.92 g
碳水化合物	22.4 g
膳食纖維	7.8 g

SELECT RECIPE 7

黑豆燉子排

祛寒補血

材料

無糖黑豆漿300毫升、薑片15克、子排75克、鹽3克

做法

1 子排先以滾水汆燙洗淨備用。

2 取一容器裝入豆漿、薑片、子排，放進電鍋，外鍋加二杯水燉煮。

3 燉煮好後加鹽拌勻即可。

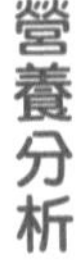

營養分析

這道料理非常適合在冬天時食用祛寒，子排和豆漿分別為動物性、植物性二種蛋白質來源，加上兩道青菜、一碗飯，就能有完整的營養來源。

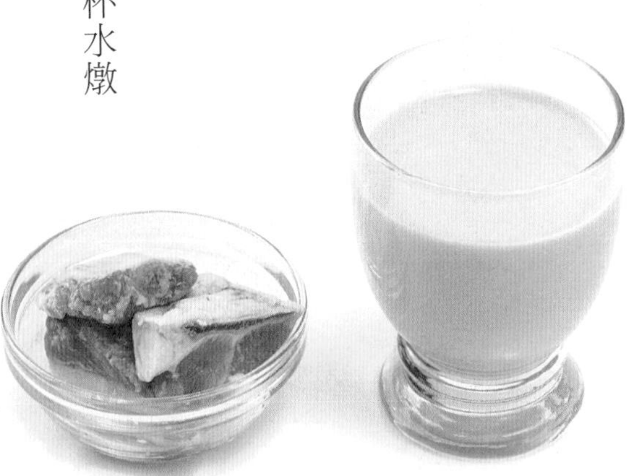

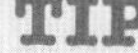

不需另外加油，肉本身就有豐富油脂。

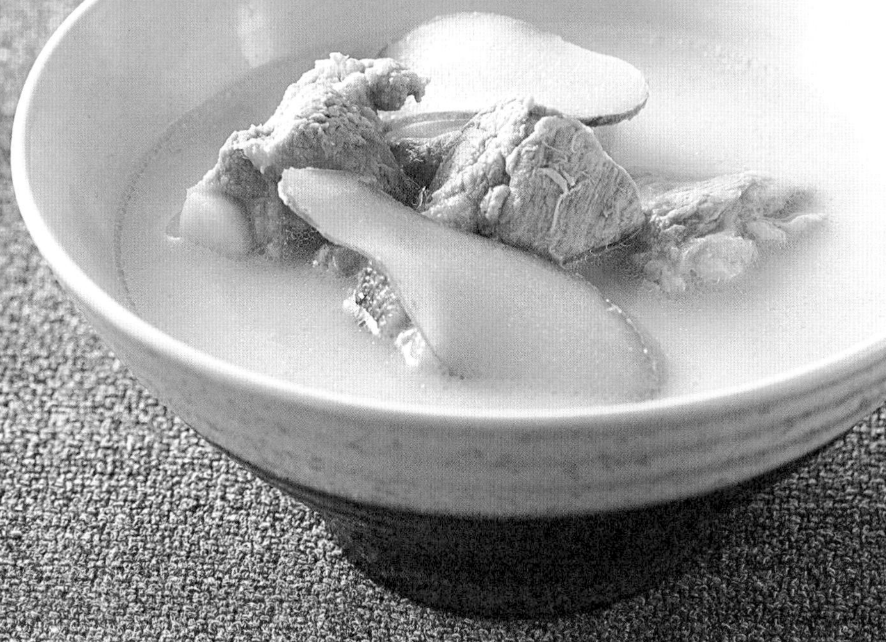

可食重量	395 g
熱量	306.46 kcal
粗蛋白	16.99 g
粗脂肪	16.08 g
碳水化合物	22.96 g
膳食纖維	0.6 g

SELECT RECIPE 8

蔬食豆乳湯

健胃助消化

材料

無糖豆漿300毫升、金針菇35克、鴻喜菇35克、玉米筍35克、青江菜60克、南瓜片35克、鹽5克、白胡椒粒5克

做法

1 先將蔬菜洗淨，切合適大小備用。

2 起鍋加熱先放白胡椒粒及鹽炒香，依序放入蔬菜，再加上無糖豆漿，轉中小火慢煮至滾沸即可。

營養分析

以豆漿當鍋底，加入許多的蔬菜和菇類以及少量澱粉類食物如南瓜，豐富的膳食纖維，促進腸胃蠕動，可以提供素食者完整的蛋白質和膳食纖維攝取，也可依照當季時蔬自由更換食材。

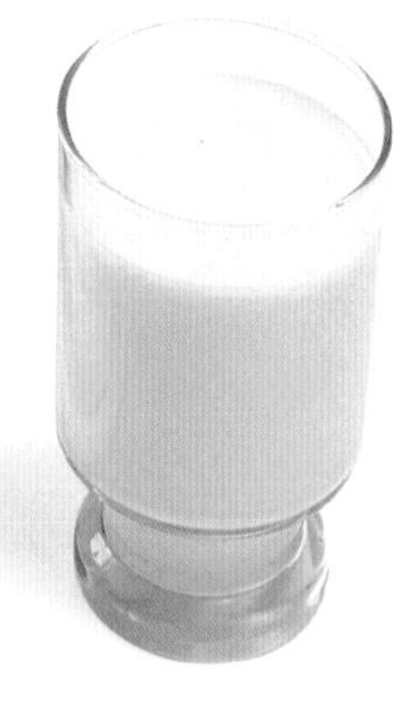

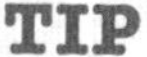

先將白胡椒粒炒香再放入豆漿，除了香氣還可暖胃。

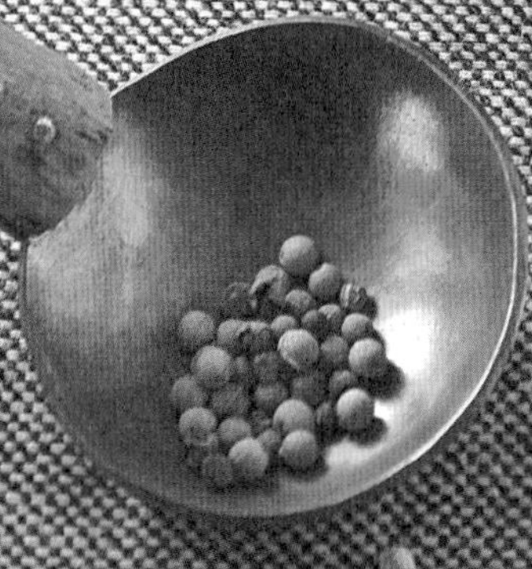

可食重量	475 g
熱量	268.2 kcal
粗蛋白	12.57 g
粗脂肪	15.4 g
碳水化合物	44.48 g
膳食纖維	14.84 g

SELECT RECIPE 9

豆奶鬆餅

補充體力

材料

無糖豆漿100毫升、市售鬆餅粉150克、楓糖50克

做法

1 先將鬆餅粉、無糖豆漿調合均勻成粉漿，備用。

2 起鍋加熱，將麵糊澆於鍋中，用中溫火慢煎至兩面金黃即可盛盤。

3 食用時可依照喜好淋上適量楓糖。

營養分析

也可以將楓糖改成果醬、巧克力醬等，但熱量也會因而增高不少。取本食譜份量的四分之一當做下午茶，搭配無糖飲料，可以補充能量，增加活力，解除累積的疲勞。

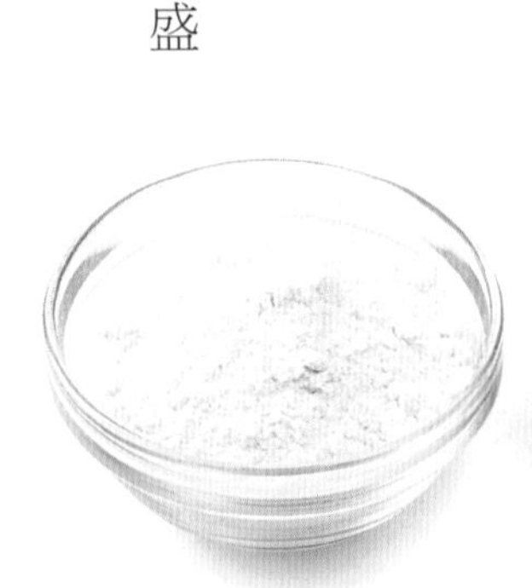

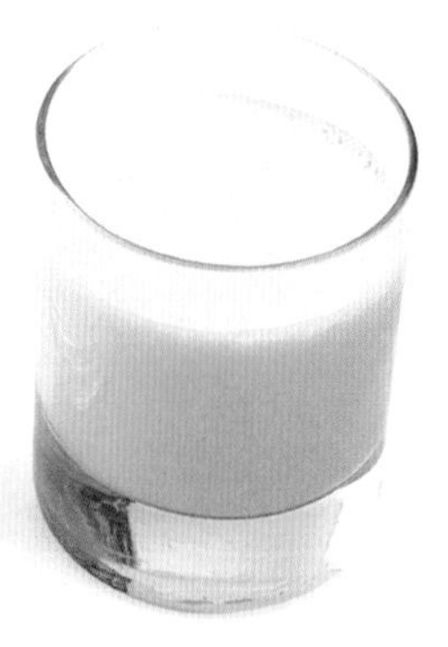

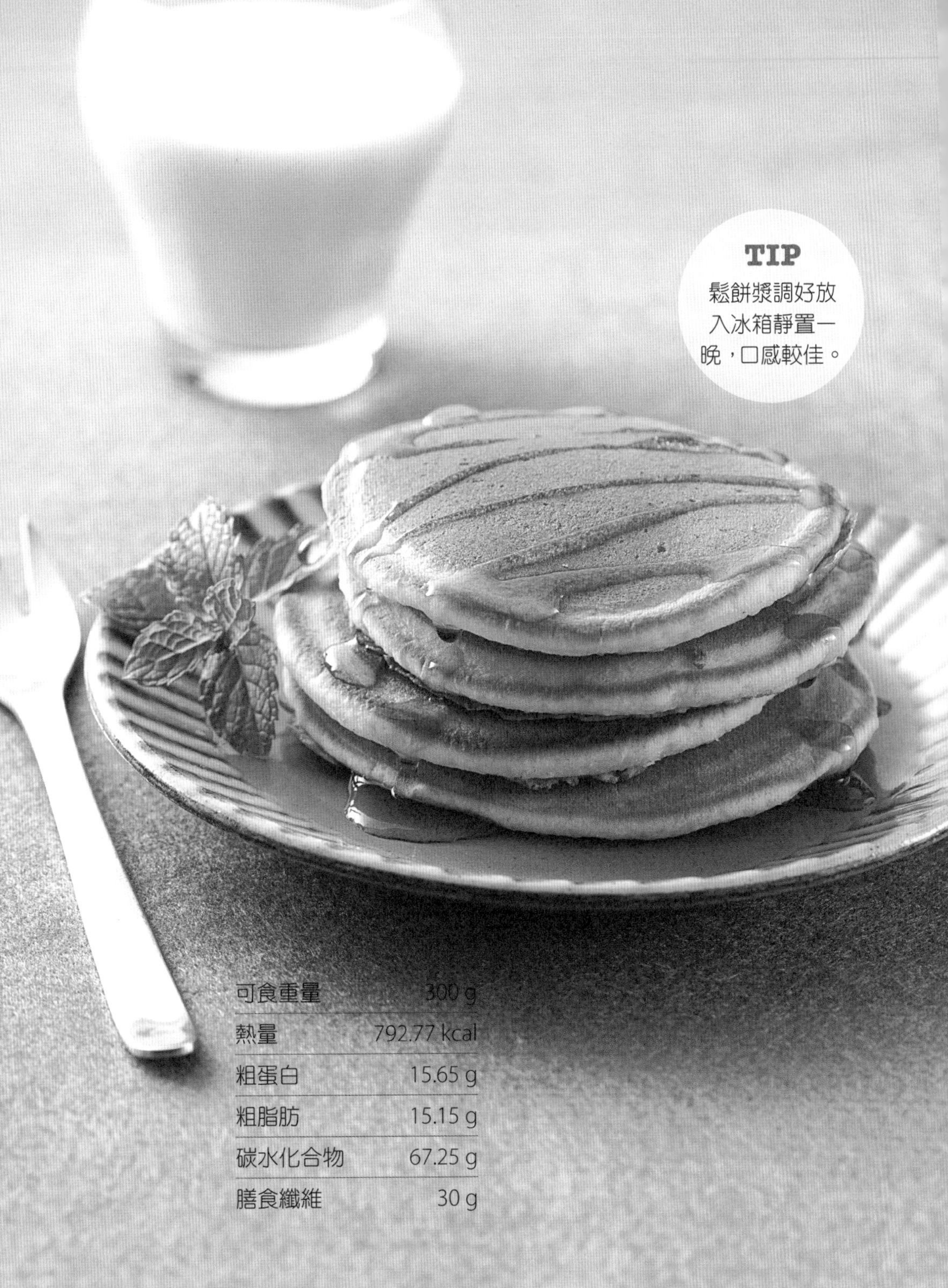

可食重量	300 g
熱量	792.77 kcal
粗蛋白	15.65 g
粗脂肪	15.15 g
碳水化合物	67.25 g
膳食纖維	30 g

SELECT RECIPE 10

豆奶芒果露

低卡消暑

材料

無糖豆漿200毫升、西谷米30克、芒果丁50克

做法

1 西谷米滾水煮十分鐘瀝乾備用。

2 取一容器倒入冰無糖豆漿、西谷米、芒果丁即可。

營養分析

芒果為高甜度的水果，因此可以減低其他糖分的添加，讓這道甜品甜而不膩，消除暑氣。可將西谷米改為蒟蒻丁，能降低約100大卡的熱量，同時增加口感與飽足感。

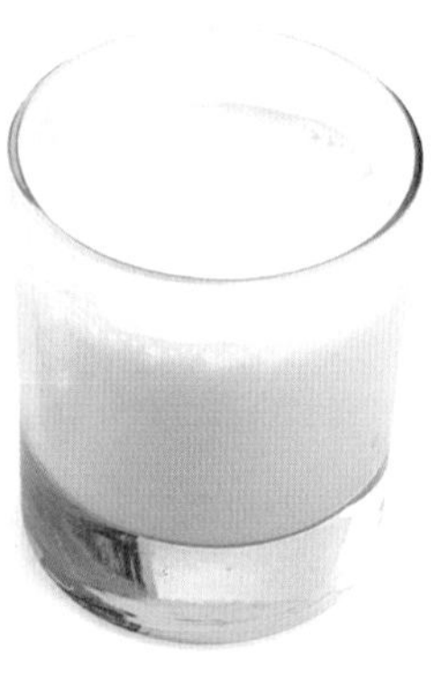

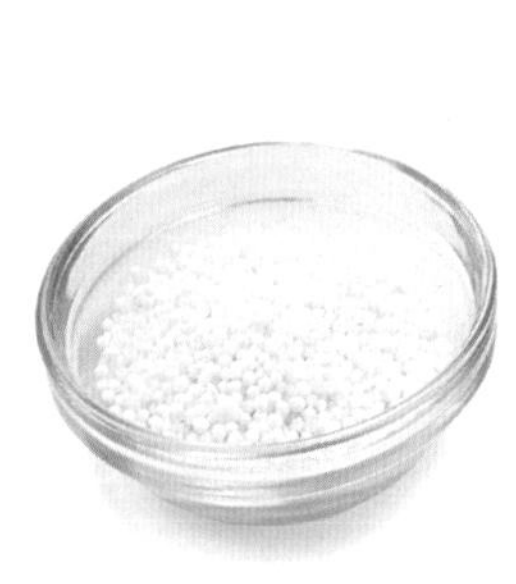

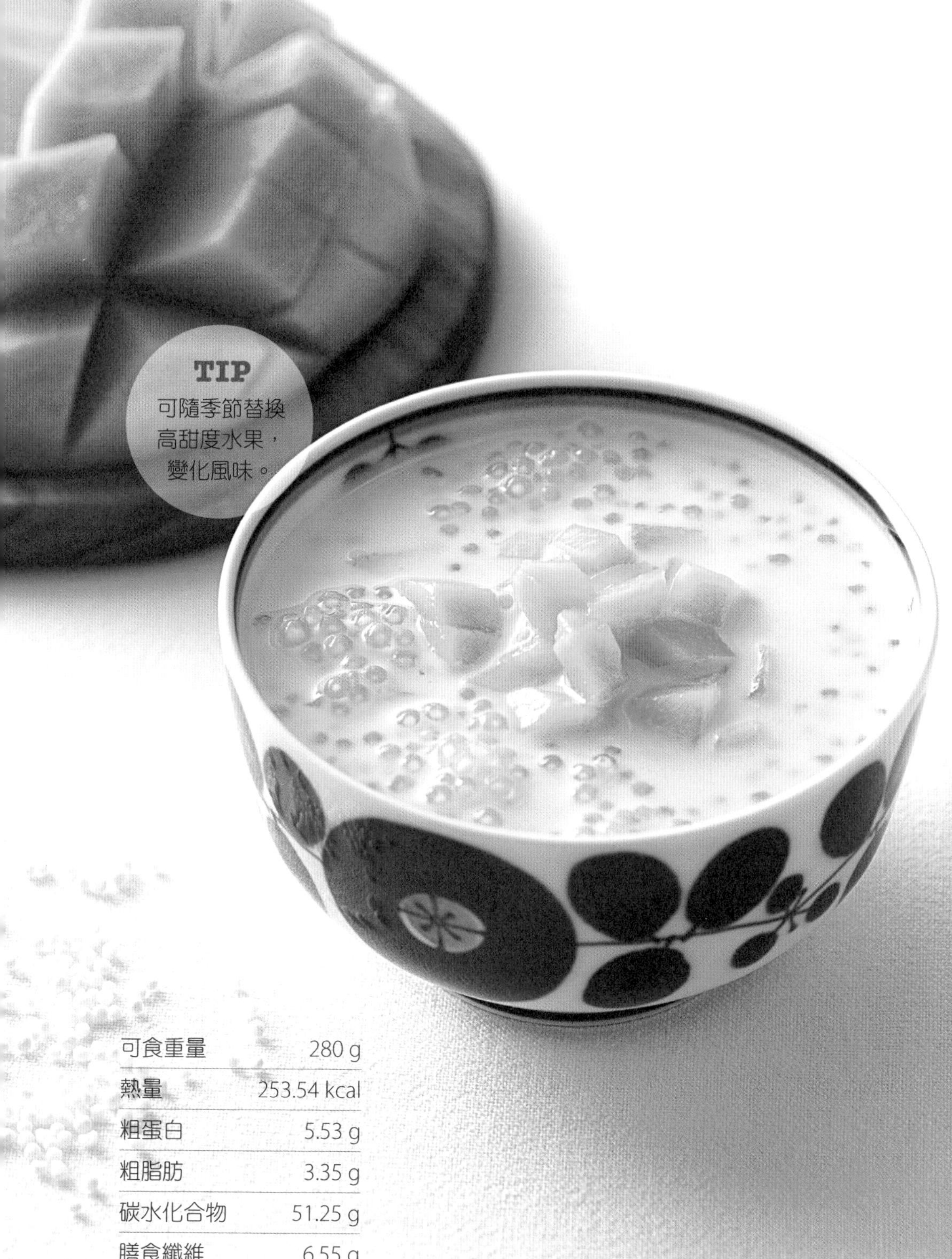

可食重量	280 g
熱量	253.54 kcal
粗蛋白	5.53 g
粗脂肪	3.35 g
碳水化合物	51.25 g
膳食纖維	6.55 g

SELECT RECIPE 11

豆奶布丁

成長發育

材料

市售豆漿120毫升、雞蛋一個

做法

1 取一容器打入雞蛋，均勻打散後加入豆漿再次拌勻。

2 電鍋內先加入半碗水，再將蛋液容器放入電鍋中蒸熟。

營養分析

在食安風暴下，自行製作沒有任何添加劑的布丁，以豆漿取代牛奶，讓有乳糖不耐症的民眾多了一個選擇。豆漿含有優質蛋白質，對於病後恢復健康、孕婦及兒童青少年希望促進成長發育而言是一道健康又營養的點心。

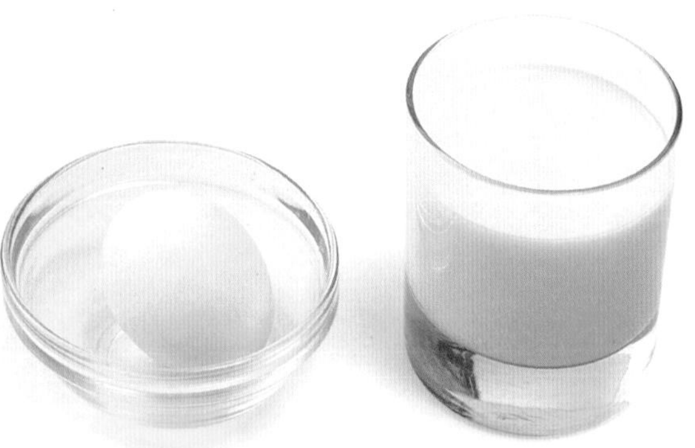

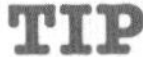

TIP
蒸布丁時將電鍋蓋留一小縫透氣，外型更美觀。

可食重量	175 g
熱量	144.66 kcal
粗蛋白	10.39 g
粗脂肪	5.99 g
碳水化合物	12.86 g
膳食纖維	3.6 g

SELECT RECIPE 12

紅豆豆漿

催乳利尿

材料

無糖豆漿300毫升、蜜紅豆60克

做法

1 將無糖豆漿、蜜紅豆放入果汁機中。

2 啟動攪拌約一分鐘，裝入杯中即可飲用。

3 若無蜜紅豆，也可將40克紅豆蒸熟，與豆漿和15克二砂糖一起放入果汁機中攪打。

營養分析

紅豆澱粉含量較高，與豆漿一起攪打有如豆沙的口感，紅豆屬於主食，熱量較高，因此需注意其它熱量攝取，以免總熱量爆表。紅豆有利尿的作用，也適合產婦多吃，有催乳、補血的功效。

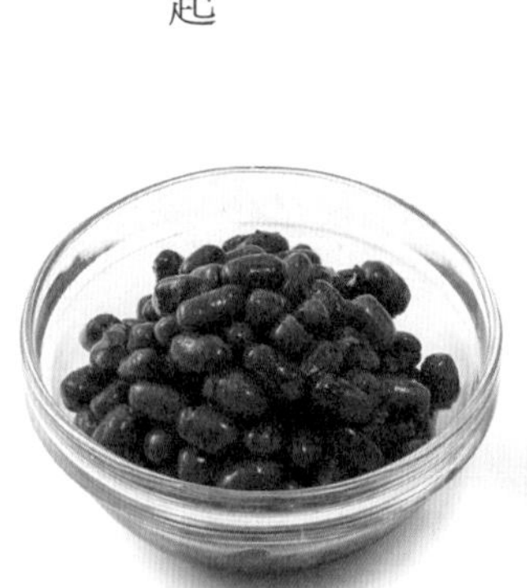

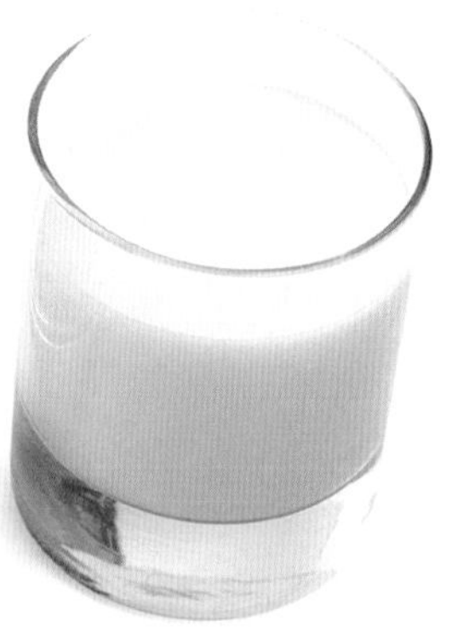

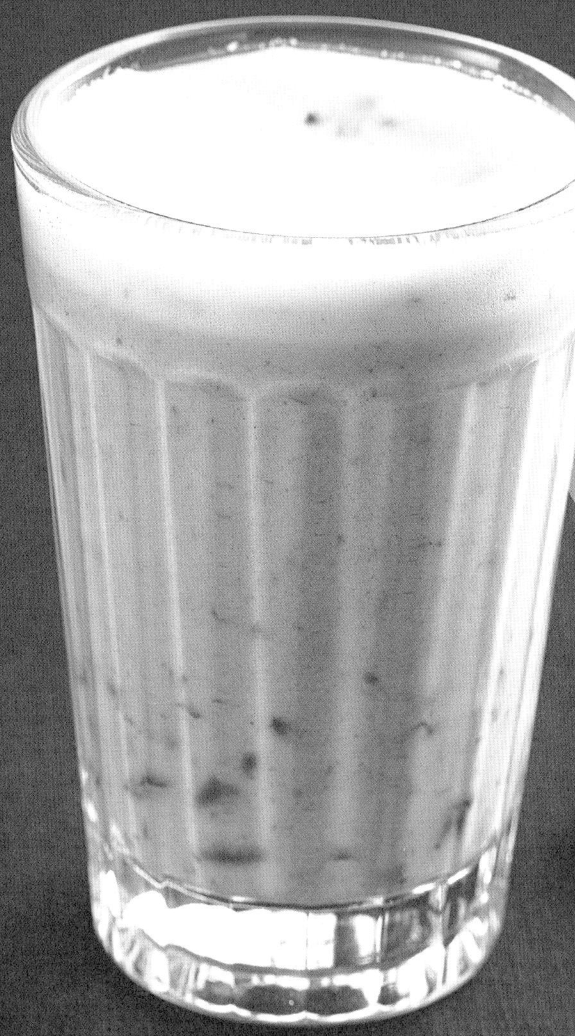

TIP
減少果汁機攪拌時間，可增加紅豆顆粒口感。

可食重量	390 g
熱量	496.42 kcal
粗蛋白	21.54 g
粗脂肪	5.16 g
碳水化合物	93.48 g
膳食纖維	16.38 g

SELECT RECIPE 13

豆香腰果酪

健腦益智

材料

無糖豆漿300毫升、腰果80克

做法

1 將無糖豆漿加熱至約80度。

2 將溫熱無糖豆漿、腰果放入果汁機中。

3 啟動攪拌約一分鐘，裝入杯中即可飲用。

營養分析

國民飲食指南中提醒平日飲食中要有1份的堅果類食物（腰果約8公克），豐富的鎂與維生素E可以增加免疫力又可抗氧化，對心臟有益的單元不飽和脂肪酸與多元不飽和脂肪酸豐富，更是健腦的良方，可預防因年齡增長而出現的認知退化。

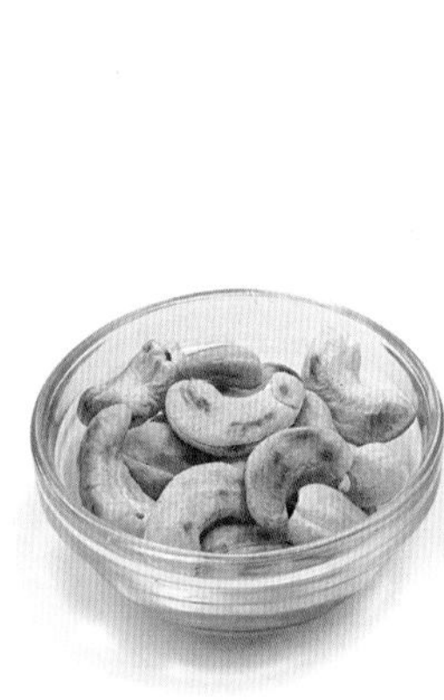

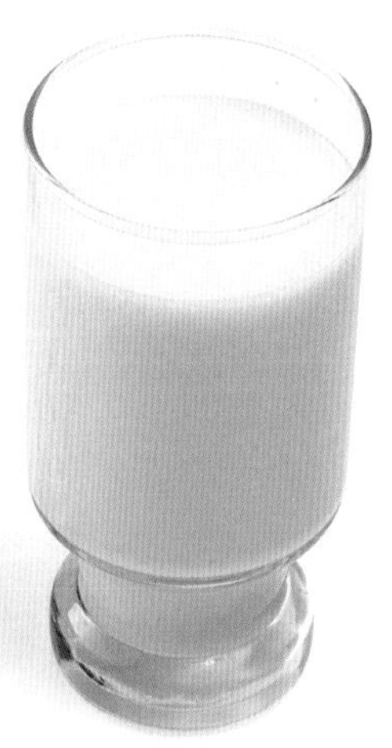

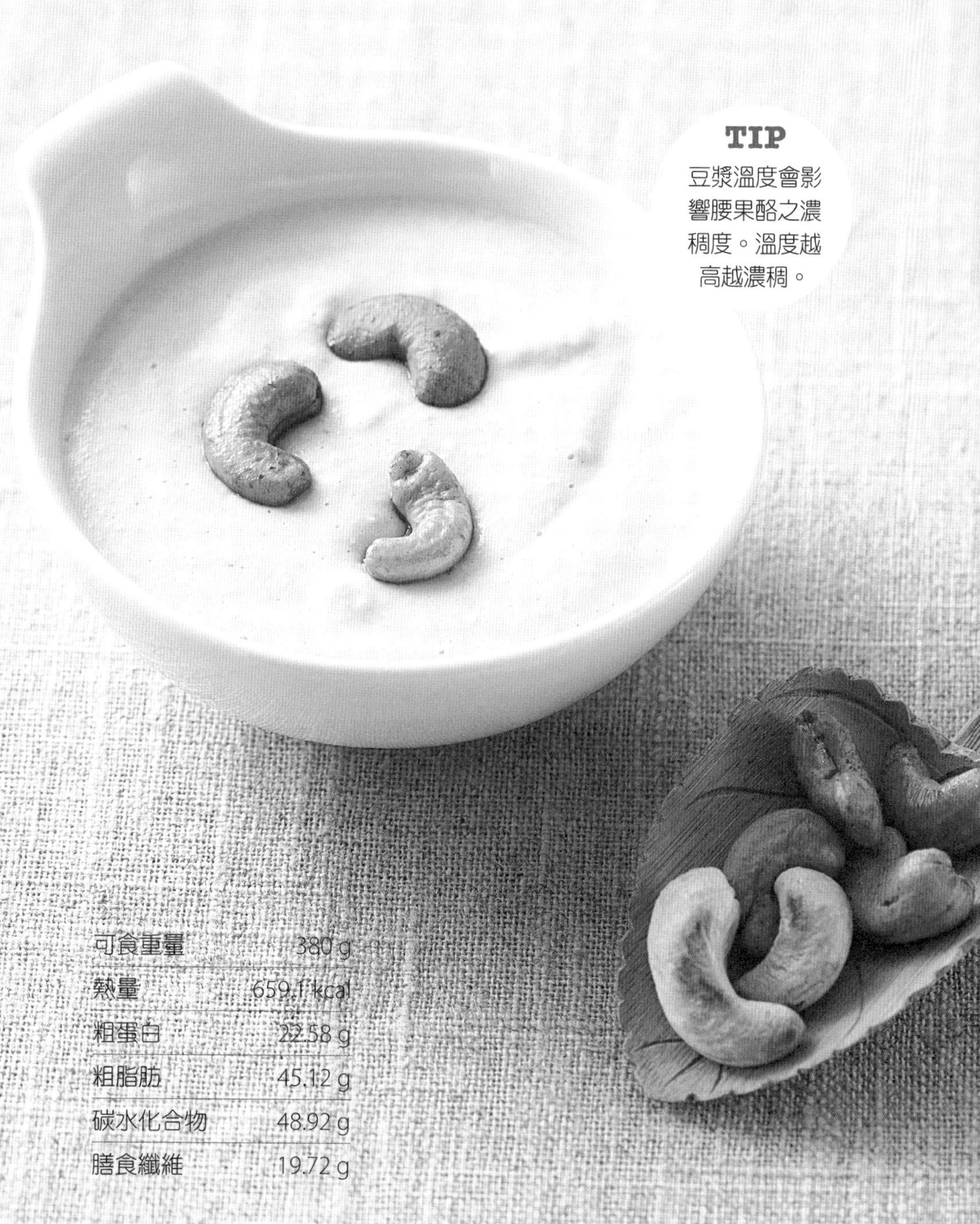

TIP

豆漿溫度會影響腰果酪之濃稠度。溫度越高越濃稠。

可食重量	380 g
熱量	659.1 kcal
粗蛋白	22.58 g
粗脂肪	45.12 g
碳水化合物	48.92 g
膳食纖維	19.72 g

SELECT RECIPE 14

百合潤肺飲

潤肺止咳

材料

無糖豆漿250毫升、新鮮百合50克、冰糖15克

做法

1 新鮮百合先流水洗淨備用。

2 取一容器放入百合、豆漿、冰糖，移入電鍋內。

3 外鍋添加一杯水，按下開關蒸煮至熟即可食用。

營養分析

《本草綱目》中記載百合有潤肺止咳、寧心安神、補中益氣的功效。加入豆漿中燉煮，是一道非常清爽可口的甜品。

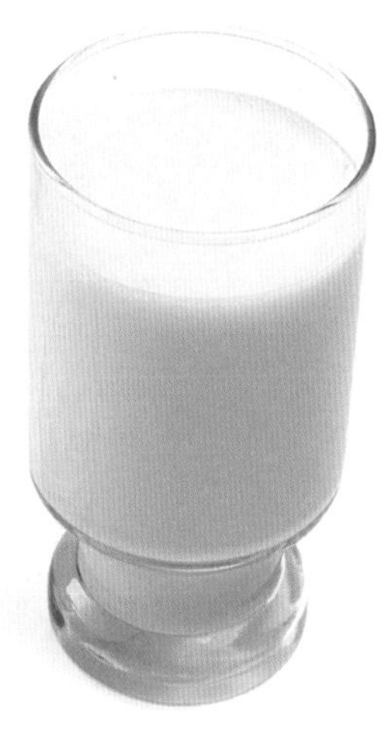

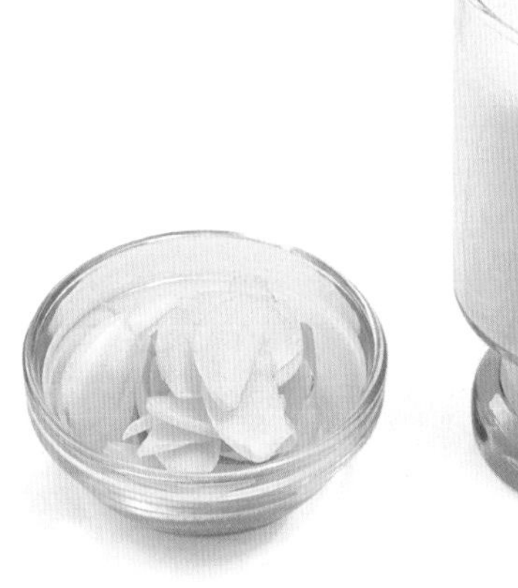

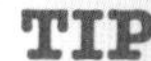

TIP

百合宜選葉片大小均勻、肥厚飽滿，色呈白色或淡黃色。

可食重量	315 g
熱量	298.94 kcal
粗蛋白	8.35 g
粗脂肪	4.05 g
碳水化合物	58.49 g
膳食纖維	8.35 g

SELECT RECIPE 15

紅蘿蔔豆奶

增加免疫力

材料

無糖豆漿300毫升、蒸熟紅蘿蔔100克、蜂蜜30克

做法

1 將無糖豆漿、蒸熟紅蘿蔔、蜂蜜放入果汁機中。

2 啟動攪拌約一分鐘，裝入杯中即可飲用。

營養分析

紅蘿蔔富含維生素B群、C、D、E、K及葉酸、胡蘿蔔素、膳食纖維等，多吃能提高人體免疫力，改善眼睛疲勞、貧血等現象。高纖食材的組合，可以增進腸胃蠕動，促進身體環保。添加些蜂蜜更加潤口，但是腸胃敏感者還是減量飲用，以免腸道過度蠕動而有不適的現象。

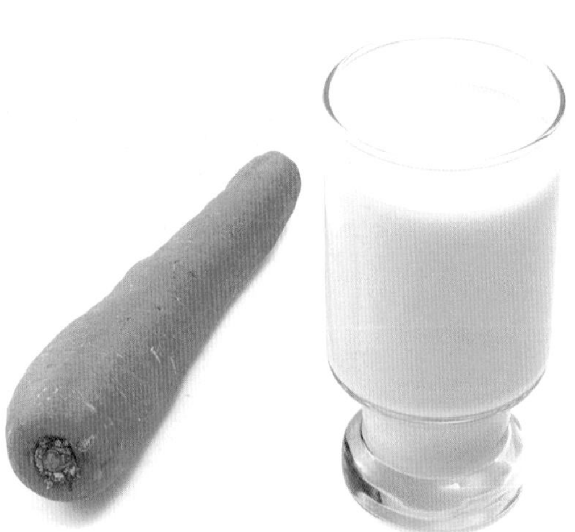

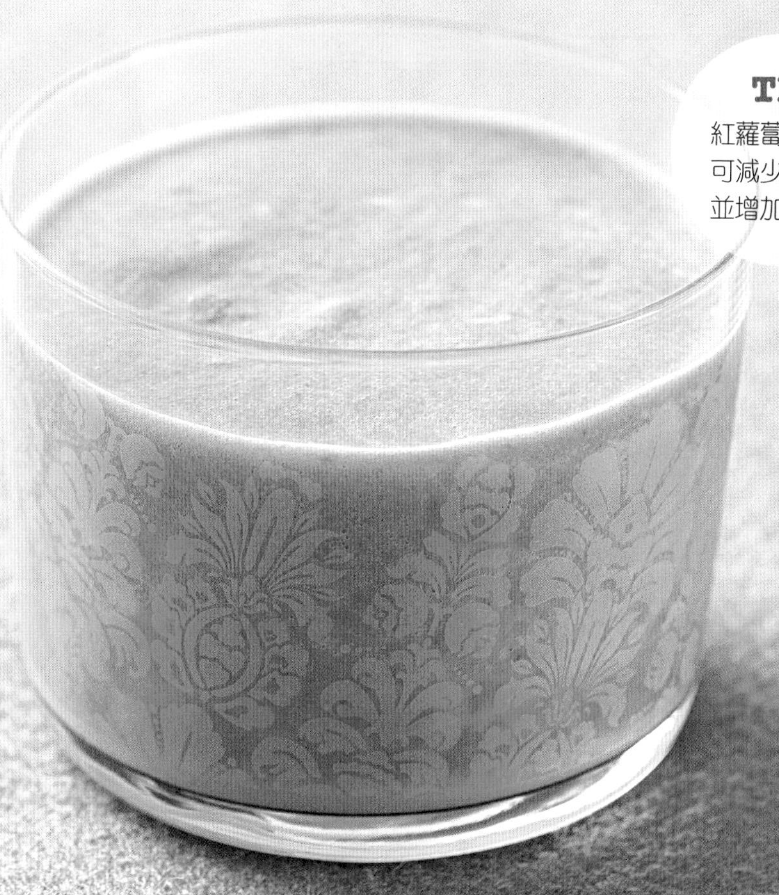

TIP
紅蘿蔔先蒸熟
可減少腥味，
並增加甜味。

可食重量	300 g
熱量	792.77 kcal
粗蛋白	15.65 g
粗脂肪	15.15 g
碳水化合物	67.25 g
膳食纖維	30 g

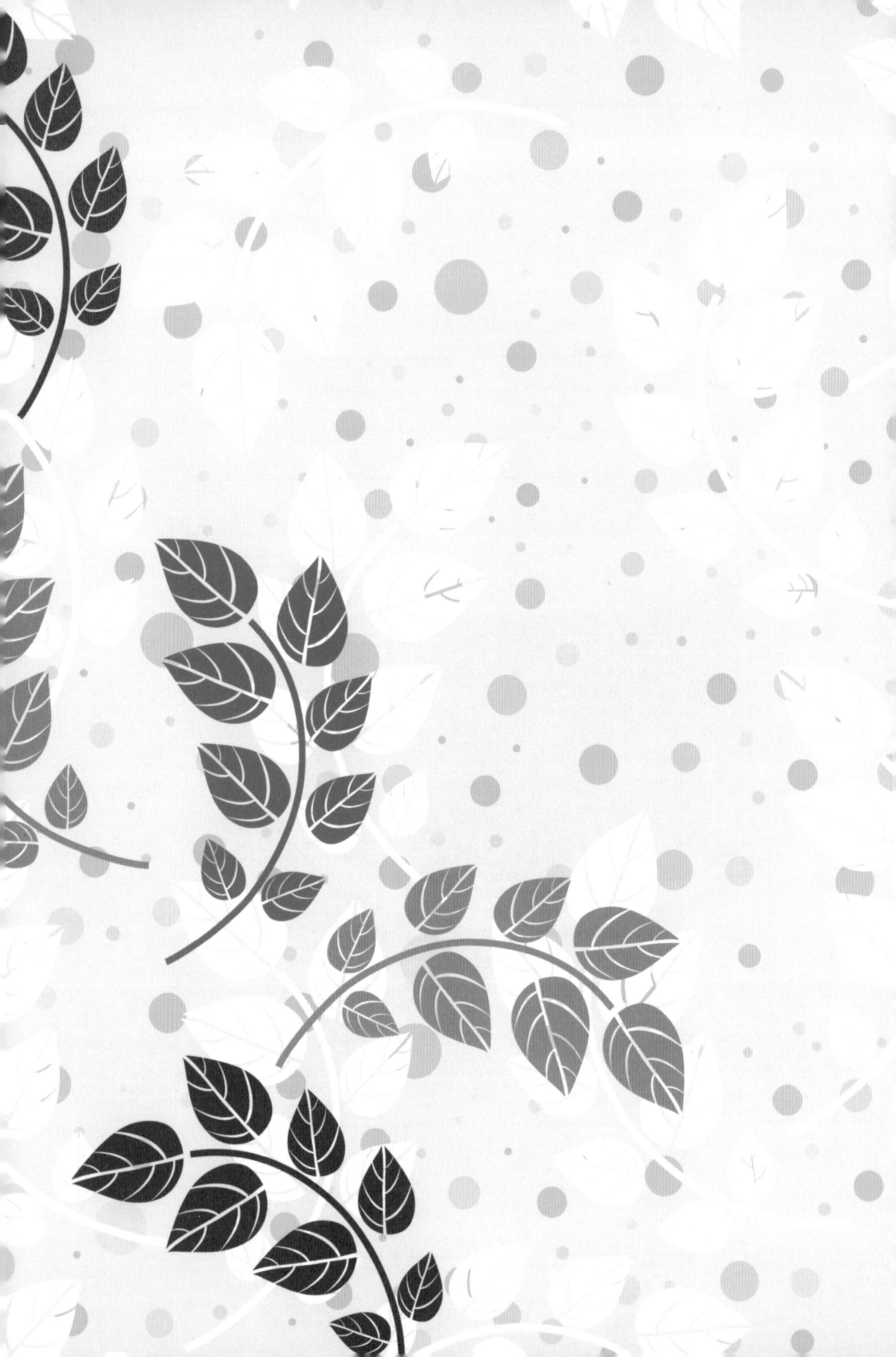

CHAPTER

2 豆類營養速查百科和飲食宜忌

全球各地的豆類植物種類極多，約有近二萬種，本章節選華人地區常見豆類二十餘種，詳解其性味歸經、營養成分、用法與飲食宜忌。

豆類
速查百科

神奇的豆療功效

根據營養成分，豆可以分為兩大類。

一、大豆類：

根據大豆的種皮顏色和粒形分為五類，黃大豆、青大豆、黑大豆、其它大豆（種皮為褐色、棕色、紅色等單一顏色的大豆）、飼料豆。這一類豆子蛋白質含量最高，一般在35%～40%之間，其中黑豆高達50%以上；脂肪含量也以大豆類為最高，達15%～20%。另外，黑豆含胡蘿蔔素等；黃豆含磷脂等；豆芽還含豐富的維他命C。

大豆的十種主要保健功效：

❶提升免疫力。
❷增進神經機能和活力。
❸強健器官。
❹提高精力，還有助於改善沮喪、抑鬱的情緒。
❺美白護膚。

日本研究人員發現，黃豆中含有的亞麻油酸可以有效阻止皮膚細胞中黑色素的合成。

❻ 預防癌症。

美國紐約大學研究員實驗發現，大豆含有蛋白酶抑制素，它可以抑制多種癌症，對乳腺癌的抑制效果最為明顯。

❼ 阻止氧化。

大豆皂苷透過增加SOD（超氧化歧化酶）的含量，清除體內自由基，具有抗氧化和降低過氧化脂質的作用。

❽ 降低血脂。

❾ 補充鐵質可以擴張微血管，加強耳部的血液供應，有效防止聽力減退。

❿ 輔助降壓。

美國科學家研究發現，攝入高鉀食物，可以促使體內過多的鈉鹽排出，有輔助降壓的效果。

二、普通豆類：

如赤小豆、綠豆、白扁豆、豇豆、豌豆、蠶豆等。其特點是含脂肪很少，而碳水化合物的含量卻相當高。此外，它們還含有豐富的鈣、磷、鐵和維他命B群，其中以維他命B_1、維他命B_2的含量較多。

豆類小百科 1

黃豆

來源

豆科大豆屬植物大豆的黃色種子。

別名

黃大豆。

英文名

Soybean

性味歸經

味甘，性平。入脾、大腸

健體補鈣

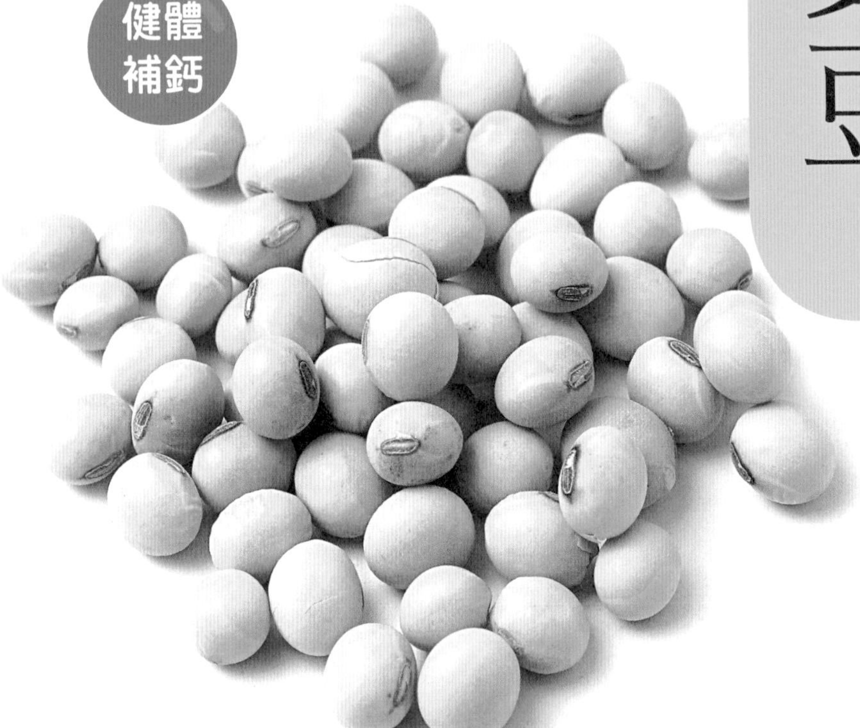

經。

功效

具有健脾寬中、益氣養血、利水消腫等功效。

適用

脾虛氣弱、消瘦食少、貧血乏力、溼痹拘攣、小便不利、妊娠中毒、瘡癰腫毒等病症。

簡要介紹

秋季採收未成熟或成熟果莢，除去莢殼，鮮用或曬乾備用，即為我們一般所吃的黃豆。黃豆的祖先是野生大豆，如山黃豆、野大豆等。經過數千年培育與選種，大豆已有上百個品種。例如中國東北地區的「黃金珠」、「天鵝蛋」，其它還有「大白眉」、「滿倉金」等。

五穀中的「菽」，就是指黃豆。最初是當作祭祀的供品，後來才成為糧食。秦漢以後，「菽」才改為「豆」字。歐美各國栽培大豆的歷史很短，大約在十九世紀後期才從中國傳去。到了二十世紀，大豆栽培已遍及世界各國。

黃豆起源中國，馳名世界，為「豆中之王」。用途廣泛，兼有糧、油二者之長。可烹菜，可充糧，可為羹，可煲湯，可煮粥，可製醬，可代茶，可磨漿。黃豆除了可製作成豆腐，還可製成多種多樣的豆製品。雖為素食，卻有「植物肉」之美譽。

營養分析

❶黃豆所含的脂肪比動物性脂肪優越之處在於含膽固醇少，易於消化吸收，出油率達20%左右，其中主要為不飽和脂肪酸（亞麻油酸、油酸等）。黃豆中豐富的不飽和脂肪酸能促進體內膽固醇代謝，降低血清中總膽固醇含量，防止脂質在肝臟和動脈壁沉積。

❷黃豆及黃豆製品中含有大量植物固醇，其結構與膽固醇非常相似，能在腸道內與膽固醇競爭結合位點，減少膽固醇的吸收。

❸黃豆中特有的大豆卵磷脂有乳化、分解油脂，降低血脂及膽固醇的作用。人體的各組織器官中含有大量卵磷脂，卵磷脂是一種天然營養活性劑，是建築聰明大腦的重要物質。大豆卵磷脂可增加組織機能，降低膽固醇，改善脂質代謝，預防和治療腦動脈、冠狀動脈硬化，預防老年癡呆症，它還有助於肝臟健康，對肝炎、脂肪肝都有一定的療效。另外，大豆卵磷脂還能促進脂溶性維他命的吸收，防止體質及各組織器官酸化。

❹五百克黃豆相當於一千克瘦豬肉，或五千八百毫升牛奶的蛋白質含量，所以黃豆被人們譽為「綠色的乳牛」或「田中之肉

」。黃豆中含有大量鈣和蛋白質，這對於更年期初期女性和正在發育期的兒童都非常適合。在兒童飲食中添加大豆蛋白有助於兒童體重的控制，還能提高營養密度。

❺黃豆含大豆異黃酮，是一種植物性雌激素，具有延遲女性細胞衰老，保持皮膚彈性，保持乳房青春美感、減少骨質流失、降血脂等多種功效。黃豆被視為皮膚保健的最佳營養食品，有「駐顏妙品」之稱。

❻吃豆製品有益心血管：有學者總結不同的研究報告後，提出每天攝取50～100毫克異黃酮的建議。以香港中文大學的豆製品異黃酮研究結果計算，50毫克異黃酮，約等於一百五十克新鮮黃豆、

黃豆製品異黃酮含量比較表

食物種類	每一百克食物的異黃酮含量	含量水平
新鮮黃豆、鮮腐竹、腐皮	40毫克	高
板豆腐、嫩豆腐、盒裝豆腐、豆干、五香小豆干、二百五十毫升豆漿	20毫克	中
油豆腐	0～10毫克	低

鮮腐竹、腐皮中的含量。異黃酮及黃豆蛋白能顯著提高人體內的「好膽固醇」，同時又顯著降低「壞膽固醇」，有益心血管健康。

用法

脾氣虛弱

黃大豆三十克，秈米六十克。先將黃大豆用清水浸泡過夜，淘洗乾淨，再與洗淨的秈米一同下鍋，加水煮粥。《食療粥譜》

尋常疣

黃豆芽清水煮熟，連湯淡食，每日三餐，吃飽為止，連食三天為一療程。治療期間不吃其它任何糧食及油類。第四天起改為普通飲食，並可繼續以豆芽佐餐。（民間驗方）

飲食宜忌

❶黃豆炒著吃，其蛋白質消化率僅達50％；整粒煮熟吃，為65％；而做成豆腐食用，可達92％～96％。因此，食用黃豆最好加工成豆腐、豆漿等豆製品後再吃。

❷黃豆在消化吸收過程中會產生過多的氣體造成腹脹，故消化功能不良、有慢性消化道疾病的人應慎食。

豆類小百科 2

青豆

來源
為豆科大豆屬植物大豆的綠色種子。

別名
青大豆。

性味歸經
味甘，性平。入脾、大腸經。

功效
健脾寬中、潤燥消水。

適用
疳積瀉痢、腹脹羸瘦、妊娠中毒、瘡癰腫毒、外傷出血等病症。

健脾消水

簡要介紹

青豆色澤豆綠，味道清香。適合用於烹調菜餚，熱湯、冷拼均宜。

青豆分為青皮青仁大豆和青皮黃仁大豆兩種，性味平和，一般人均可食用。雖與黃豆、黑豆同為大豆，但名氣不如黃豆大，功效不如黑豆多。

營養分析

❶青豆含豐富的蛋白質，其中含人體必需的多種胺基酸，尤其以賴胺酸含量為高。

❷研究表示，青豆富含不飽和脂肪酸和大豆卵磷脂，有保持血管彈性、健腦和防止脂肪肝形成的作用。

❸青豆中的類黃酮成分能有效去除人體內自由基，預防由自由基引起的疾病，延緩衰老。

❹青豆中還含有兩種類胡蘿蔔素，α-胡蘿蔔素和β-胡蘿蔔素。二〇一〇年，美國疾控中心根據一項長達十四年的追蹤研究發現，血液中α-胡蘿蔔素的含量越高，壽命越長。β-胡蘿蔔素也是一種抗氧化劑，具有解毒作用，能夠降低罹患心臟病以及癌症的風險。

❺青豆中富含皂苷、蛋白酶抑制劑、異黃酮、鉬、硒等抗癌成分，對癌症有抑制作用，故癌症患者康復期宜食青豆，也可以作為預防癌症的保健食品食

用。

❻青豆還含有膳食纖維、維他命A、維他命C、維他命K、鈣、磷、鉀、鐵等。

用法

青豆的吃法很多，比較常見的是用水煮後涼拌，做成青豆泥，清炒或分別與豬肉、豆干、香菇或胡蘿蔔等炒，也可以數種食材放在一起炒。因為青豆形狀是一粒粒的，故與它搭配的食材最好也切成小丁，這樣烹調時方便，菜的品相也比較美觀。

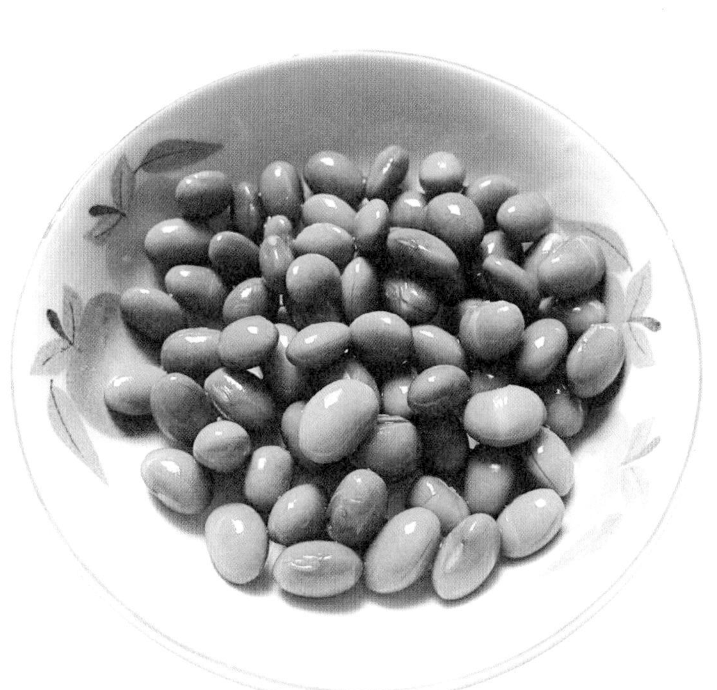

豆類小百科 3

黑豆

滋陰強腎

來源

為豆科大豆屬植物大豆的黑色種子。

別名

烏豆、黑大豆。

性味歸經

味甘，性平。入脾、腎經。

功效

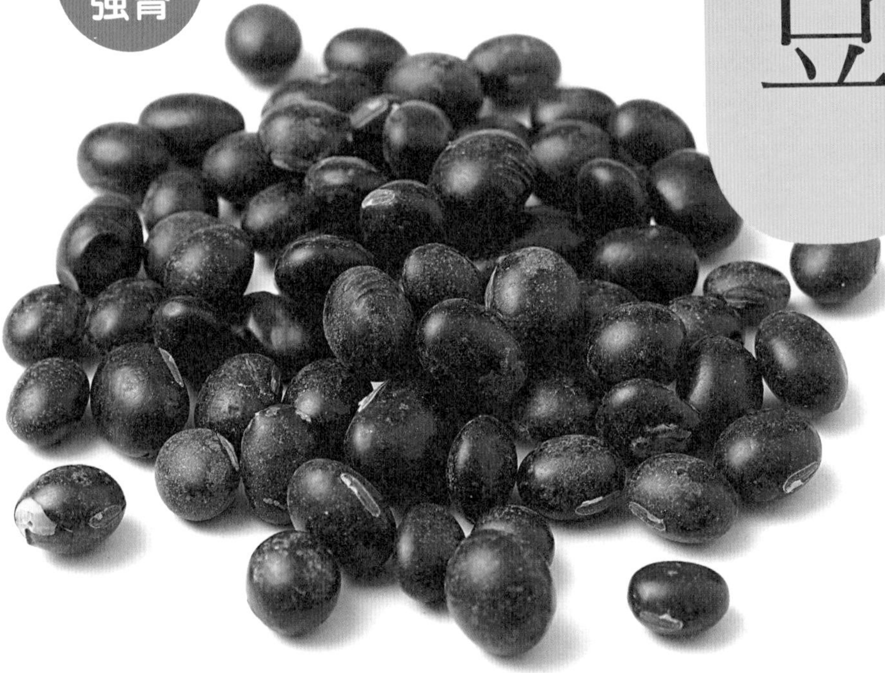

具有補腎滋陰、養血明目、健脾安神、消腫下氣、解毒清熱、補虛烏髮以及延年益壽等功效。

適用

肝腎陰虛、視物昏花、鬚髮早白、消渴多飲，或脾虛水腫脹滿、黃疸、腎虛小便不利、水腫、痹症拘攣、癰腫瘡毒等症。

簡要介紹

秋季種子成熟後採收，曬乾，除去莢殼及雜質，收集種子，可煮食或煎湯食用。

黑豆色黑如墨，中醫推崇其為「腎之穀」。宋朝文學家蘇東坡，曾經記述當時京城汴梁宮廷內外，少女為了使容貌美麗而服食黑豆的情景。黑豆在崇尚健康飲食的今天已經成為時尚食物。吃法很多，磨麵可蒸成饅頭；煮熟可作涼拌菜；炒熟可作零食小吃；打成豆漿可作飲料；發芽可作蔬菜。

《本草拾遺》記載，黑豆「久服，好顏色」。李時珍在《本草綱目》中記載，「常食黑豆，可百病不生」，也有「李守愚每晨水吞黑豆二七枚，到老不衰」的記載。《景岳全書》記載，「法製黑豆」具有補腎益精、強筋壯骨等功效。

營養分析

❶ 黑豆具有高蛋白、低熱量的特性，蛋白質含量

高達36%～40%，其中優質蛋白含量大約比黃豆高出25%左右，因此又被譽為「植物蛋白肉」。

❷黑豆蛋白質含有十八種胺基酸，特別是八種人體必需的胺基酸，符合聯合國糧農組織（FAO）高級蛋白質標準。

❸黑豆皮含有花青素，花青素是很好的抗氧化劑來源，能清除體內自由基，尤其是在胃的酸性環境下，抗氧化效果好，養顏美容，增加腸胃蠕動。

❹每一百克黑豆中含粗脂肪高達12克以上，其中含有至少十九種脂肪酸，而且不飽和脂肪酸含量高達80%，其中亞麻油酸含量就占了約55%。亞麻油酸為不飽和脂肪酸的一種，是人體中十分重要的必需脂肪酸，對膽固醇代謝具有至關重要的調節作用。當亞麻油酸缺乏時，膽固醇將與飽和脂肪酸結合並在人體內沉積，導致動脈硬化的發生，因此，亞麻油酸又有「血管清道夫」的美譽。

❺黑豆中，維他命B群、維他命A、維他命E含量很豐富。維他命E是一種脂溶性維他命，是最主要的抗氧化劑之一，發揮著重要的抗氧化、保護人體細胞免受自由基傷害的作用，能清除體內自由基，減少皮膚皺紋，對祛除色斑也有一定功效。

❻黑豆中微量元素含量

極豐富，中老年人身體特別需要的鈣、磷、鐵含量，分別相當於肉的二十倍、三倍、十倍。抗癌物質鋅、鍺、硒、皂苷含量也很高，是國際公認的抗癌食品。

7 研究發現，黑豆中的多醣體具有顯著清除人體自由基的作用，尤其是對超氧陰離子自由基的清除作用非常有效。

8 黑豆中的多醣體成分可以促進骨髓組織的生長，具有刺激造血功能的作用。

9 黑豆色素是黑豆重要的生物活性物質之一，以黑豆皮為原料提製出的天然色素，具有明顯的抗氧化作用。

10 黑豆的纖維素含量高，可促進腸胃蠕動，預防便祕，所以是不錯的減肥食物。

11 黑豆也可加工製成黑豆漿，中醫認為，黑色入腎。故傳統觀念上認為，黑豆漿比黃豆漿補腎的作用更強。黑豆漿對肝腎陰虛型老年耳聾症尤為適宜，可加入黑芝麻、紅棗、枸杞等一起打，兼有養顏美容、補氣、明目等功效。

用法

腎虛消渴

炒黑大豆、天花粉各等分，研為細末，麵糊為丸。每次十五克，每日二次。臨用時，另用黑豆十五克，煎湯送服。

脫髮

黑豆五百克，水一千毫升，文火熬煮，以水盡為度，取出放器皿上，微乾時撒些細鹽，裝於瓶中。每服六克，每日二次，溫開水送下。

高血壓

黑豆二百克，陳醋五百毫升，浸一週後，每次嚼服三十顆，每日三次。

腰痛

黑豆三十克，炒杜仲十五克，枸杞子十二克，水煎服。

飲食宜忌

❶黑豆不宜生吃，因為在生黑豆中有一種抗胰蛋白酶的成分，會影響蛋白質的消化吸收，引起腹瀉。在煮、炒、蒸熟後，抗胰蛋白酶可被破壞。

❷黑豆浸泡的時候會掉色，水色加深，這是正常的。

❸黑豆色黑，特別適合冬季進補時食用，可以強壯筋骨、補腎益陰。

豆類小百科 4

毛豆

來源

大豆作物中未成熟且呈青綠色，專門鮮食嫩莢的蔬菜用大豆。

別名

菜用大豆、青毛豆。

性味歸經

味甘、性平。歸脾、大腸經。

功效

健脾寬中、潤燥消水、清熱解毒、益氣。

適用

疳積瀉痢、腹脹羸瘦、水腫瘀血、瘡癰腫毒、外傷出血等。

更年保健

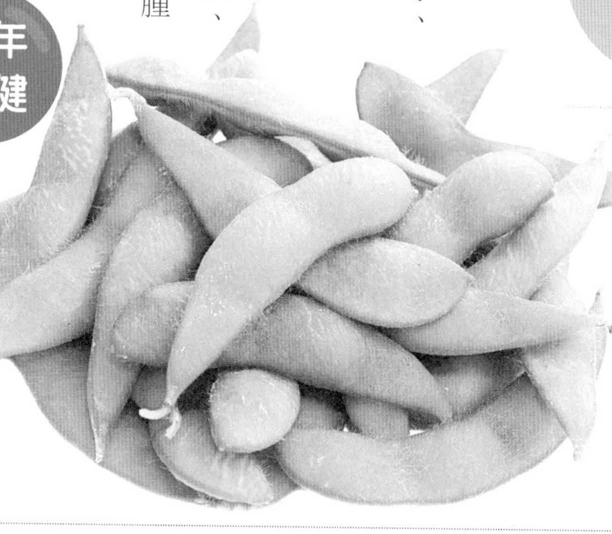

簡要介紹

毛豆莖粗硬而有細毛，它的莢為扁平形，莢上也有細毛，故名毛豆。新鮮時，豆莢呈青翠嫩綠色。夏初就可以吃，但豆莢尚未飽和，可以用油、鹽、花椒、辣椒、酒來煮，作為菜餚。新鮮的毛豆易煮酥，口感良好。豆的顏色應是綠色或綠白色，豆上有半透明的種衣緊緊包裹，用手掐有汁水流出。毛豆老熟後就是我們熟悉的黃豆。

營養分析

❶ 毛豆含豐富的卵磷脂，科學家曾以之飼養小白鼠，結果顯示，小白鼠體重增加，發育良好。

❷ 毛豆中的脂肪含量明顯高於其它種類的蔬菜，但其中多以不飽和脂肪酸為主，如人體必需的亞麻油酸，可以改善脂肪代謝。

❸ 毛豆富含植物性蛋白質，且質優，可以與肉、蛋中的蛋白質相媲美，易於被人體吸收利用。

❹ 鉀、鎂元素含量非常高，同時還含有皂苷、植酸、寡糖等成分，對於保護心腦血管和控制血壓很有益處。鉀含量豐富，適合夏季食用。它能改善炎熱天氣造成的疲乏無力，還能預防因為大量出汗和食慾不振造成的營養不良、精神不振、容易中暑

等情況。

❺嫩毛豆的膳食纖維含量高達4%，而一直被人們認為是纖維冠軍的芹菜莖，纖維含量僅有1.2%。另外一些人們所熟知的高纖維蔬菜，如芥蘭、菠菜、莧菜、花椰菜、韭菜等，纖維含量都低於毛豆。由此看來，毛豆不愧為蔬菜中的纖維冠軍。豐富的膳食纖維，可以預防和改善便祕。

❻毛豆中的鐵質易於被人體吸收，可以作為補充鐵的食物之一。

❼毛豆是很好的兒童健康食品，獨特的營養能滿足兒童的成長發育需求，毛豆富含的卵磷脂是孩子大腦發育必需的營養之一，是不錯的益智食品。

用法

毛豆的吃法很多，比較常見的是用鹽水煮熟，現剝現吃。這種吃法在台灣和日本很常見。在中國江蘇、上海等地，毛豆是被廣泛使用的食材之一，有多種傳統的烹調方法，例如鹹菜炒毛豆、糟毛豆、芋艿毛豆等。還可以用醬鹽漬製，成為豉油毛豆；

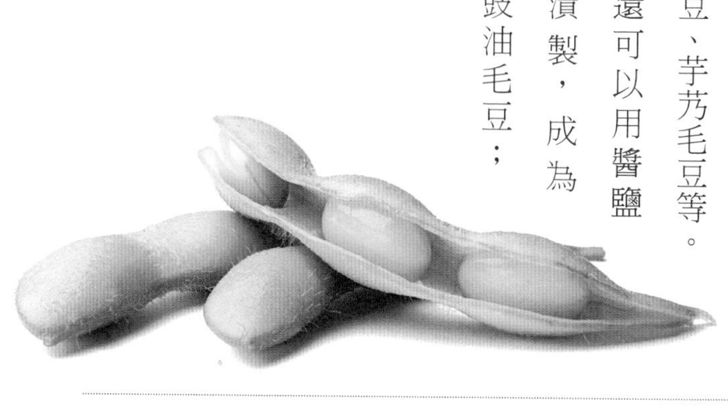

也可以剪去兩頭，加鹽連莢煮食。用新鮮毛豆煮豆腐，略加番茄、冬菇，盛在白色的盤中，色澤十分美豔。

飲食宜忌

❶購買毛豆時，要注意莢是否新鮮，莢的表皮茸毛有沒有光澤。不新鮮的毛豆往往浸過水，若豆莢發黃、茸毛色暗晦，豆莢易開裂，剝開時豆粒與種衣脫離，表示已經不宜當作鮮豆食用了。

❷剝殼後，如果豆子頂端像指甲一樣的月牙形呈淺綠色，表示很嫩；如果已經變黑，就表示老了。

❸汆燙毛豆時，可在滾水中加入少許鹽，能把毛豆燙成翠綠色。

❹毛豆可能引起腹脹，消化不良者不宜過量食用。

❺豆類作物的蟲害較少，而毛豆本身就披著一層毛茸茸的「盔甲」，更能有效抵禦蟲害，所以毛豆的生長過程中不用或很少使用農藥，比較不需顧慮食安問題。

豆類小百科 5

綠豆

來源

豆科植物綠豆的種子。

別名

植豆、文豆、吉豆。

英文名

Mung Bean

性味歸經

味甘，性涼。入心、胃經。

解毒消暑

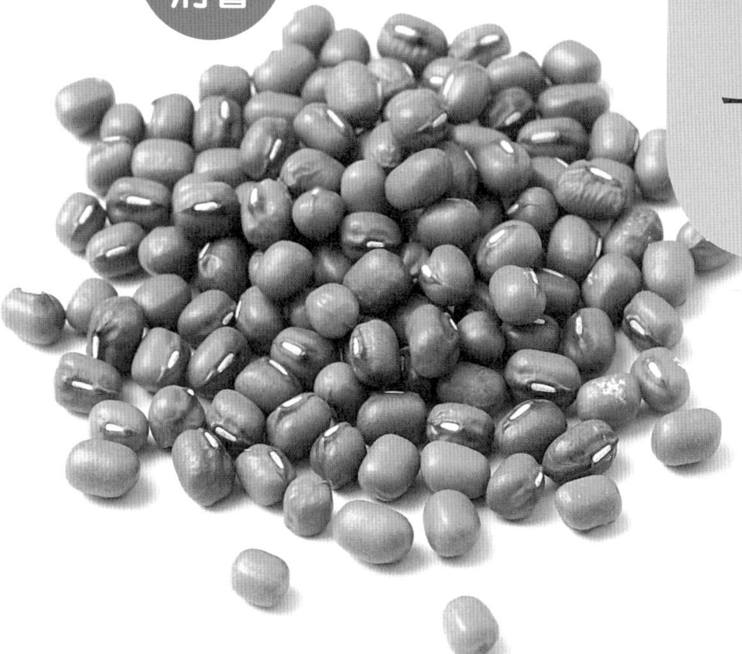

功效

具有清熱解毒、消暑利水、消腫下氣、調和五臟、安神、補氣、潤膚等功效。

適用

暑熱煩渴、高血壓、水腫、泄瀉、紅眼病、瘡瘍腫毒、丹毒等熱毒所致的皮膚感染，以及藥物中毒等病症。也適宜於食物中毒、藥草中毒、金屬中毒、農藥中毒、煤氣中毒時應急食用。

簡要介紹

綠豆在中國不僅栽培歷史悠久，而且分布地域十分廣闊。綠豆的葉（綠豆葉）、花（綠豆花）、種皮（綠豆皮）均可供藥用。明代藥物學家李時珍稱綠豆為「食中要物」、「菜中佳品」。

綠豆善清心火、胃火。清熱之力在皮，解毒之功在肉。有百搭之性，有百變之術。既入藥，又為食。可作綠豆粥、綠豆飯、綠豆糕、綠豆湯、綠豆沙、綠豆涼粉、綠豆粉皮，或發芽作菜、鮮榨成汁，故有「真濟世之良穀」之稱。此外，綠豆還可以作為外用藥治療痤瘡。

營養分析

❶綠豆的蛋白質含量為22%～26%。在綠豆蛋白質中，人體所必需的八種胺基酸的含量是禾穀類

的二至五倍，其中富含色胺酸、賴胺酸、亮胺酸、蘇胺酸等。若將綠豆和白米、小米配合食用，可使胺基酸互補。

❷綠豆的藥理作用為降血脂、降膽固醇、抗過敏、抗菌、抗腫瘤、增強食慾、保肝護腎。綠豆中的多醣體能增強血清脂蛋白酶的活性，使脂蛋白中的三酸甘油脂水解，達到降血脂的功效，可以防治冠心病、心絞痛。

❸綠豆中含有一種球蛋白和多醣體，能促進人體內膽固醇在肝臟中分解成膽酸，加速膽汁中膽鹽分泌並降低小腸對膽固醇的吸收。

❹據臨床實驗報導，綠豆的有效成分具有抗過敏作用，可治療蕁麻疹等疾病；綠豆對葡萄球菌以及某些病毒有抑制作用。

❺綠豆含豐富胰蛋白酶抑制劑，可以保護肝臟，減少蛋白分解，保護腎臟。

用法

❶**綠豆葉** 絞汁和醋少許，溫服，可治嘔吐下泄。

❷**綠豆花** 解酒毒。

❸**綠豆皮** 即綠豆的青色外衣，處方稱「綠豆衣」。味甘，性寒，無毒。具有清熱解毒、明目退翳等作用，特別適用於治療眼病。

④綠豆粉

解諸熱，解藥毒，治瘡腫，療燙傷。

⑤綠豆莢（殼）

治久痢，可蒸熟食之。

⑥預防痘瘡及痲疹

與赤小豆、黑豆、甘草同用，可預防痘瘡及痲疹，如三豆飲。《世醫得效方》

⑦腮腺炎

用生綠豆六十克置小鍋內煮至將熟時，加入白菜心二至三個，再煮約二十分鐘，取汁頓服，每日一至二次，治療三十四例（病程三至四天），全部治癒，若在發病早期使用更好。《江西中醫藥》一九六六年

⑧癤瘡

鯉魚一尾（重約六百至九百克），綠豆一百克。煮熟喝湯吃肉、豆，連服三至五天。治療頑固性癤瘡二十例，痊癒十八例，無效二例。《廣西中醫藥》一九八四年

⑨復發性口瘡

雞蛋一顆，綠豆適量。將雞蛋打入碗中調成糊狀，綠豆放入砂鍋內，冷水浸泡十至二十分鐘再煮沸，取煮沸綠豆沖入雞蛋糊內飲用，每日早晚各一次。治療七十例，一般三天即癒。《新中醫》一九八九年

⑩中暑

綠豆五百克，甘草三十克，加水五千毫升，煮至綠豆開花，冷後代茶飲，

可用於防暑除溼。《中藥通報》一九八五年

飲食宜忌

❶忌用鐵鍋煮。綠豆中含有單寧，在高溫條件下遇鐵會生成黑色的單寧鐵，不但影響味道，也對人體有害。

❷綠豆性寒涼，素體陽虛、脾胃虛寒、泄瀉者慎食，一般不宜冬季食用。

❸服藥（特別是服溫補藥）時不宜食用綠豆，以免降低藥效。

❹豆汁兒（清熱解毒）
是北京獨有的小吃，是水磨綠豆製作粉絲或團粉時，把澱粉取出後，剩下來淡綠泛青色的湯水，經過發酵後熬製成的。雖然味道奇特，不是每個人都能接受，但有保健的功效。夏天可清熱解暑，冬季能溫陽健脾。

❺綠豆煮夏
進入炎熱的夏季，一般人家都要熬些綠豆湯喝，以消夏解暑。煮綠豆湯時要先將綠豆洗淨泡發，再放入水中以大火煮，煮沸後三到五分鐘，湯色黃綠，澄清透明，這是綠豆皮煮出的真正顏色，含有大量的多酚類物質，這時的綠豆湯清熱解暑的效果最好。熬好的綠豆湯最好在鍋內放一陣，以便讓綠豆中的營養成分充分溶解。待湯水降溫後就可以飲用了，喝前也可根據個人口味調加砂糖。

盛夏酷暑，或在高溫環境工作的人，新陳代謝旺盛，出汗多，水液損失很大，體內的電解質平衡遭到破壞，用綠豆煮湯來補充是最理想的方法，不僅能補充水分，而且還能及時補充礦物質，維持水液電解質平衡。

綠豆除了有清熱、解暑、利尿等作用外，還含有大量蛋白質、維他命 B_1 及鈣、磷、鐵等礦物質，是對人體有益的補充。綠豆湯可以冷飲，也可以熱食，可以甜服，也可以淡喝。

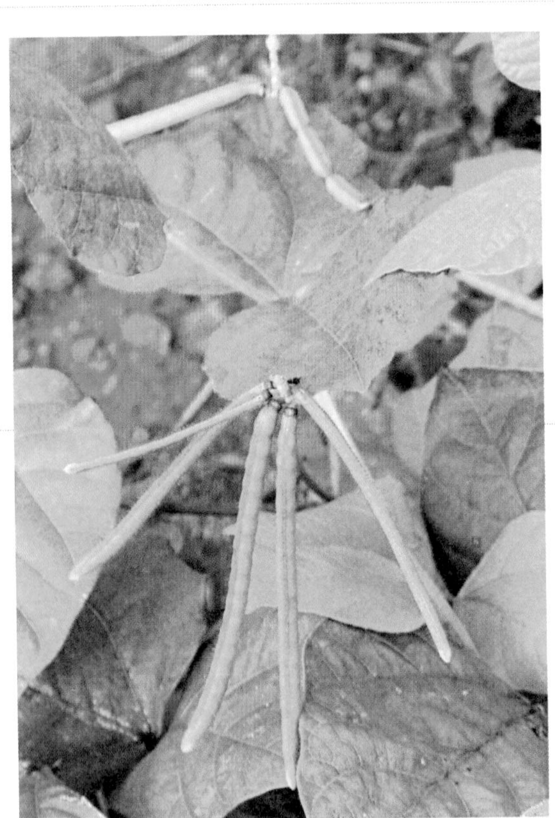

豆類小百科 6

赤小豆

來源

豆科植物赤小豆的乾燥成熟種子。

英文名

Rice Bean

性味歸經

味甘、酸，性平。入心、小腸經。

功效

具有利水除溼、和血排膿、消腫解毒等功效。

適用

水腫脹滿、腳氣肢腫、黃疸尿赤、風

利水除溼

溼熱痺、癰腫瘡毒、瀉痢便血、腸癰腹痛等症。

簡要介紹

秋季果實成熟而未開裂時拔取全株，曬乾，打下種子，除去雜質，再曬乾，收集種子備用。種皮赤褐色或紫褐色，平滑，微有光澤；種臍線形，白色，約為全長的三分之二，中間凹陷成一縱溝，偏向一端，背面有一條不明顯的棱脊。質堅硬，不易破碎。其葉（赤小豆葉）及花（赤小豆花）等均供藥用。

赤小豆為常用中藥，且藥食兩用。與紅豆相比，赤小豆略呈圓柱形而稍扁，以顆粒飽滿、色赤紅發暗者為佳。氣微，嚼之有豆腥味。就應用而言，赤小豆多用於藥；紅豆多用於食。《食性本草》認為，赤小豆「下水腫，久食瘦人」。赤小豆久食可輕身減肥，是因其能排除體內多餘水分的緣故。赤小豆可煮湯、粥、冰凍飲料或研成細沙作豆沙餡，加工成各種食品。

張仲景運用赤小豆與其它藥物配伍創製了「麻黃連翹赤小豆湯」、「赤小豆當歸散」等方劑，擴大了它的應用範圍。《本草經疏》謂：赤小豆「健脾燥溼，故主下水、脹滿，止泄，利小便也」。此外，《藥性本草》記載了赤小豆可治熱毒癰腫等症。

營養分析

赤小豆含有蛋白質、脂肪、碳水化合物、磷、鈣、鐵、維他命B_1、維他命B_2、維他命B_6、膳食纖維、脂肪酸、植物固醇、三萜皂苷等。

用法

❶ 赤小豆葉

澀小便，適用於小便頻數之症。

❷ 赤小豆花

夏季採取。適用於痢疾、傷酒頭痛、丹毒等症。

❸ 治卒大腹水病

白茅根一大把，赤小豆三升，煮取乾，去茅根食豆，水隨小便下。《補缺肘後方》

註：白茅根為涼性利尿藥，其味甘甜，用以煮豆，既可增強利尿作用，又較適口，故頗為得法。

❹ 癮疹瘙癢

赤小豆、荊芥穗等份為末，雞蛋清調食。《本草綱目》

飲食宜忌

❶ 適宜各類型水腫之人，包括腎臟性水腫、心臟性水腫、肝硬化腹水、營養不良性水腫等。配合鯉魚或黃母雞同食，消腫力更佳。

❷ 適宜產後乳汁不足和產後浮腫等症。

豆類小百科 7

紅豆

來源
豇豆屬的一個栽培種。

古名
荅、小菽、赤菽。

別名
赤豆、米豆。

英文名
Adzuki Bean

性味歸經
味甘、酸，性平、無毒。入心、小腸經。

功效
具有化溼補脾、消暑解毒等功效。

適用
脾胃虛弱、高血壓、動脈

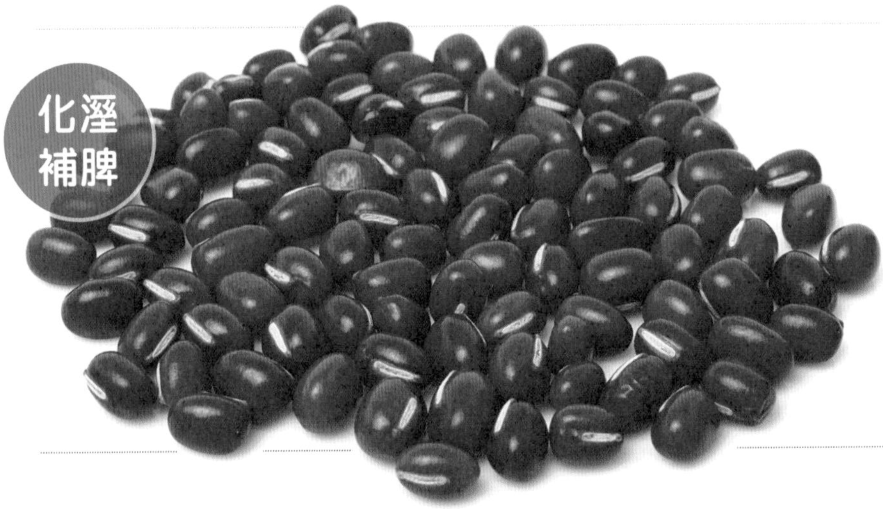

化溼補脾

粥樣硬化、各種原因引起的水腫等病症。

簡要介紹

紅豆色紅若寶石，粒圓如珍珠，故被譽為豆中的「紅珍珠」。李時珍把紅豆稱作「心之穀」，強調了紅豆的養心功效。紅豆不僅是美味可口的食品，也是醫家治病的妙藥，既能清心火，也能補心血。中醫常用其與紅棗、桂圓同煮湯，用於補血。紅豆蛋白質中的賴胺酸含量較高，宜與穀類食物混合，烹調成豆飯或豆粥食用。

營養分析

❶紅豆含有較多的皂苷，可刺激腸道，因此有良好的利尿作用，能解酒、解毒，對心臟病和腎病、水腫有益。

❷紅豆萃取液對金黃色葡萄球菌及傷寒桿菌都有明顯的抑制作用。

❸含有較多的膳食纖維，有良好的潤腸通便、降血壓、降血脂、調節血糖、解毒抗癌、預防結石、健美減肥等作用。

❹富含葉酸，產婦多吃紅豆有催乳的功效。

用法

由於紅豆澱粉含量較高，蒸後呈粉沙性，而且有獨特的香氣，故常用來做成豆沙，作為餡料或糕點的原料。紅豆可整粒食用，也可用於煮飯、煮粥、做紅豆湯或冰棒、雪糕之類，用於菜餚有紅豆排骨湯等。紅豆還可發紅豆芽，食用同綠豆芽。

除了做豆沙之外，紅豆比較適合與米煲粥。我曾用紅豆分別與紅米、黑米、糙米、在來米、蓬萊米等不同的米煮粥，這樣的搭配不僅營養好，口感也很好。著名的臘八粥和八寶粥中也少不了紅豆。

「臘八粥」的傳統做法是先將大麥米、白芸豆、紅豆、綠豆等洗淨，煮成半熟，然後放進大米、小米、黃米，再用小火熬至稀稠適中即可。吃時加糖，並拌以預先煮熟的紅棗、栗子等。

「八寶粥」的原料並非只有八種，一般由花生、紅棗、杏仁、核桃、栗子、蓮子、百合、桂圓肉、葡萄乾以及各種各樣的米和豆子等組成。

其它與紅豆搭配相宜的食物有雞肉、鴨肉、鰱魚、南瓜、鯉魚、烏骨雞、花生、紅棗等。

飲食宜忌

廣東產的相思子，又名紅豆。即王維詩作《相思》「紅豆生南國，春來發幾枝？願君多採擷，此物最相思。」中的紅豆。但與本篇所提紅豆不同，請注意鑒別，切勿誤用。

豆類小百科 8

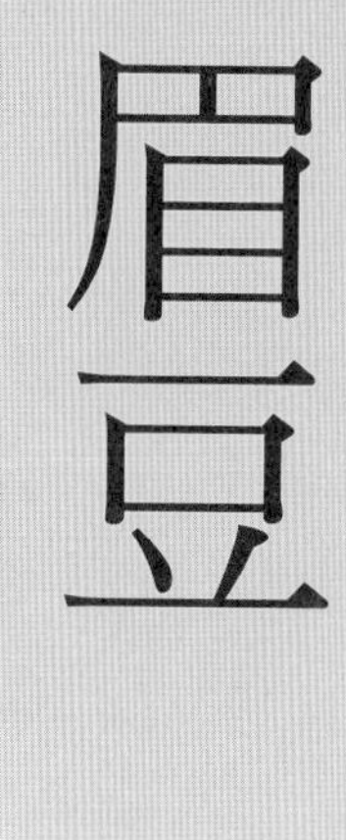

來源

豆科眉豆屬的一個栽培種，多年生或一年生纏繞藤本植物。

別名

飯豇豆、米豆、飯豆、甘豆、白豆。

英文名

Purple Haricot

性味歸經

味甘、性平，無毒。入胃經。

功效

具有健脾化溼、益氣消暑、健腦益智、補五臟、暖腸胃、助十二經脈等功效。

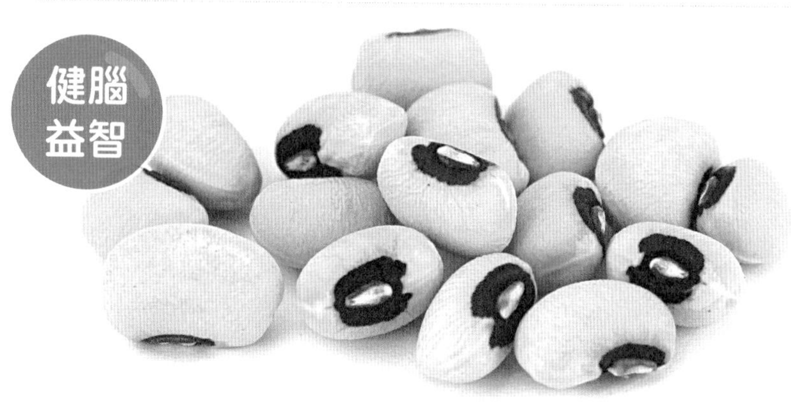

健腦益智

適用

夏季感冒挾溼、暑熱頭昏、噁心、煩躁、脾虛便溏、消化不良、久泄，以及婦女脾虛帶下、小兒疳積（單純性消化不良）者；尤其適宜癌症病人服食。亦適用於消瘦、免疫力低、記憶力下降、貧血、水腫、骨質疏鬆、更年期症候群等病症。

簡要介紹

一般多食用嫩莢或成熟豆粒，豆粒呈球形或扁圓形。好的眉豆顏色一致，顆粒大小、形狀相仿。乾燥白色種子名「白眉豆」，種皮名「眉豆衣」，開放的花名「眉豆花」，均供藥用。

眉豆有白色，也有土黃色，。李時珍稱「此豆可菜、可果、可穀，備用最好，乃豆中之上品」。與白米煮粥、製成豆沙餡。苗嫩的時候可炒食。

營養分析

❶ 含豐富蛋白質、脂肪、糖類、鈣、磷、鐵、鎂、鉀、磷及膳食纖維、維他命A、維他命B_1、維他命B_2、維他命C、維他命E等。並含有磷脂、蔗糖、葡萄糖等。

❷ 富含碳水化合物，能儲存和提供熱量及維持大腦功能必需的能源，調節脂肪代謝，提供膳食纖維，增強腸道功能。

③富含蛋白質，維持鉀鈉平衡，消除水腫，提高免疫力，改善貧血，有利於生長發育等。

④富含鎂，有助於調節人的心臟活動，降低血壓，預防心臟病，調節神經和肌肉活動，增強耐久力。

⑤富含鉀，有助維持神經健康、規律心跳，預防中風，使肌肉正常收縮。

⑥富含磷，具有促進成長及身體組織器官的修復，供給能量與活力，酸鹼平衡的調節等作用。

用法

眉豆茯苓散（脾虛水腫）

炒眉豆三十克，茯苓十五克，研為細末。每次三克，加二砂糖適量，用沸水沖調服用。眉豆健脾除溼、茯苓補脾利尿消腫。

眉豆香薷湯（脾胃不和）

眉豆三十克，香薷十五克。加水煎湯，分兩次服。眉豆利溼和中，香薷化溼利小便。適用於溼濁阻滯，脾胃不和，嘔吐腹瀉，小便不利。若夏季兼感暑熱，見有心煩發熱、頭昏等症者，可加荷葉、金銀花清熱祛暑。《千金要方》

飲食宜忌

①眉豆烹調前應用冷水浸泡再煮食或炒食。

②吃多易脹氣。

豆類小百科 9

扁豆

化溼消暑

來源

豆科植物扁豆的嫩莢殼及種子。

性味歸經

味甘、性平，無毒。入脾、胃經。

功效

具有補脾和中、化溼消暑之功效。

適用

脾胃虛弱、食慾不振、大便溏瀉、白帶過多、暑溼吐瀉、胸悶腹脹、小兒疳積等症。

簡要介紹

《藥品化義》曰：「扁豆，味甘平而不甜，氣清香而不竄，性溫和而色微黃，與脾性最合。」扁豆可做羹、做餡、做菜、煮湯。新鮮的扁豆連莢可做成多種菜餚、食品。特別適合與肉同煮，肉吸豆香，豆浸肉味，是絕妙的搭配。扁豆在開花結果的生長過程中優雅、瀟灑，自由安舒，像一簇簇未經雕琢的翡翠花。

營養分析

❶ **抗病毒：**扁豆含有對病毒的抑制成分，能有效抑制病毒的生長。

❷ **降血糖：**扁豆中所含的澱粉酶抑制物在人體內有降低血糖的作用。

❸ **增強細胞免疫功能：**扁豆含有多種微量元素，能刺激骨髓造血組織，減少粒細胞的破壞，提高造血功能，對白血球減少症有效。

❹ **抗癌：**扁豆中的植物血細胞凝集素能使癌細胞發生凝集反應，腫瘤細胞表面發生結構變化，故有消退腫瘤的作用。

用法

除扁豆的嫩莢殼及種子之

外，它的花（扁豆花）、葉（扁豆葉）、根（扁豆根）、種皮（扁豆衣）等均供藥用。

扁豆花

味甘，性平。具有健脾和胃、清暑化溼之功效。適用於痢疾、泄瀉、赤白帶下等症。乾扁豆花研成末，和米一起煲粥吃，適用於女性月經不調和白帶過多。

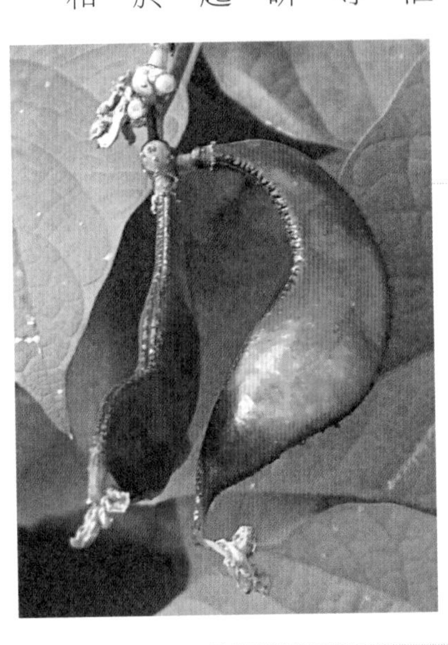

扁豆葉

含胡蘿蔔素和葉黃素等，胡蘿蔔素含量豐富。適用於吐瀉、瘡毒、跌打損傷等病症。

扁豆衣

功效與扁豆同，但力稍遜。

飲食宜忌

❶ 扁豆烹調時，務必要熟透。因扁豆中含一種毒蛋白，加熱後毒性會大為減弱。

❷ 儘量購買嫩的扁豆，扁豆越嫩毒素越小。

豆類小百科 10

白扁豆

來源

豆科植物扁豆的白色成熟種子。

別名

南扁豆、沿籬豆、蛾眉豆、羊眼豆、涼衍豆、白藊豆子、膨皮豆、茶豆、小刀豆、樹豆、藤豆、火鐮扁豆。

英文名

White Hyacinth Bean

性味歸經

味甘淡、微溫，性平。歸脾、胃經。

健脾養胃

功效

具有健脾、化溼、消暑等功效。《本草綱目》載：「止泄痢，消暑，暖脾胃……」

適用

脾胃虛弱、脾虛生溼、食少便溏、暑溼吐瀉、煩渴胸悶等病症。

簡要介紹

秋季種子成熟時，摘取莢果，剝出種子，曬乾，揀淨雜質。生用或微炒用。

種子扁橢圓形或扁卵圓形，表面淡黃白色或淡黃色，平滑，稍有光澤，有的可見棕褐色斑點。以粒大、飽滿、色白者為佳。氣微，味淡，嚼之有豆腥氣。既可作夏暑清涼飲料，又是一味良藥。《中國藥典》說：白扁豆「健脾胃，清暑溼。用於脾胃虛弱、暑溼泄瀉」。

白扁豆還是保健佳品，適用於習慣性便祕、高血脂、高血壓等病症。

白扁豆還可用於脾虛而溼濁下注之白帶過多，宜與白朮、蒼朮、芡實等補氣、健脾、除溼之品配伍。炒後可使健脾止瀉作用增強，故用於健脾止瀉及作散劑服用時宜炒用。

營養分析

❶ 白扁豆營養價值較高，礦物質和維他命含量比大部分根莖類和瓜類都高，

味亦鮮嫩可口。每一百公克白扁豆含蛋白質2.8克，脂肪0.2克，糖5.4克，熱量三千五百卡，粗纖維1.4克，鈣116毫克，鐵1.5毫克，胡蘿蔔素0.32毫克，還有維他命等營養素。

❷藥理實驗證明，白扁豆具有抗菌、抗病毒作用，對食物中毒引起的嘔吐、急性胃腸炎等有解毒功效。

❸扁豆中的植物血細胞凝集素能使癌細胞發生凝集反應，腫瘤細胞表面發生結構變化，進而發揮細胞毒的作用，並可促進淋巴細胞的轉化，增強對腫瘤的免疫能力，抑制腫瘤的生長，達到防癌抗癌的效果。

用法

❶參苓白朮散（脾胃虛弱，飲食不進而嘔吐泄瀉）

白扁豆七百五十克（薑汁浸，去皮微炒），人參（去蘆）、白茯苓、白朮、甘草（炒）、山藥各一百克，蓮子肉（去皮）、桔梗（炒令深黃色）、薏仁、砂仁各五百克，上為細末，每服六克，棗湯調下。小兒按歲數加減服。《和劑局方》

❷消渴飲水

白扁豆浸去皮，為末，以天花粉汁同蜜和丸如梧子大，金箔為衣。每服二、三十丸，天花粉汁下，日二服。忌炙煿酒色。次服

滋腎藥。《仁存堂經驗方》

飲食宜忌

1. 白扁豆煮熟搗成泥可做餡心，製作各種糕點和小吃；白扁豆與紅棗、桂圓肉、蓮子等煮成羹食用，也是民間傳統的滋補佳品。
2. 白扁豆務必要燉至熟爛食用。
3. 患寒熱病者慎食。
4. 白扁豆宜煲老火湯。

《本草新編》：「味輕氣薄，單用無功，必須同補氣之藥共用為佳。」

白扁豆雖有補氣以健脾之功效，但常作為人參、白朮等藥物的輔助之品。

香港的市售湯包中常以白扁豆為湯料之一，特別是在天氣炎熱潮溼時，取白扁豆健脾、化溼、消暑之效，用於「老火湯」中非常適宜。

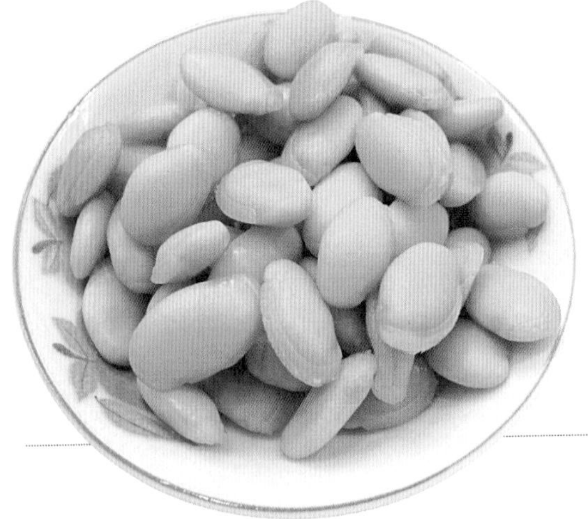

豆類小百科 11

蠶豆

來源

豆科植物蠶豆的種子，一年生或二年生草本，為糧食、蔬菜和飼料、綠肥兼用作物。

別名

胡豆、佛豆、川豆、倭豆、羅漢豆。

固精增神

性味歸經

味甘、性平，無毒。入脾、胃經。

功效

具有健脾利溼、補腎固精之功效。

適用

脾虛少食、水腫、遺精、早洩、乏力倦怠等症。

簡要介紹

蠶豆起源於西南亞和北非，相傳是漢代張騫自西域帶回中國栽種的。於夏季採收未成熟或成熟的莢果，除去莢殼，鮮用或曬乾用。蠶豆葉、蠶豆花、蠶豆莢殼、蠶豆皮均可供藥用。

蠶豆名稱的由來：元代農學家王禎在《農書》中說，「蠶時始熟，故名」；而明代醫學家李時珍認為，「豆莢狀如老蠶，故名」。另外，因為蠶豆生長的時候，莢果直立向天空，所以在日文中有時寫為「空豆」。

中國民間常做成「爛蠶豆」，是將蠶豆發芽後加五香大料煮成的，爛到一擠即出。鮮蠶豆最簡單的做法是炒，搭配韭菜、火腿、肉末等。還可以燉菜、做湯；也能煮熟後壓成蠶豆泥，做成營養美味的沾醬，也可製醬油、粉絲、粉皮。用蠶豆還可做成許多零食，例如鹽酥蠶豆、怪味蠶豆等。上海老城隍廟「郭記興隆五香豆店」曾首創「五香豆」，又稱「奶油五香豆」，就是用蠶豆做的，馳名中外。

營養分析

❶蠶豆中的蛋白質含量豐富，且不含膽固醇，在日常食用的豆類中僅次於大豆，胺基酸種類較為齊全，特別是賴胺酸含量豐富。

❷蠶豆含有大量鈣、鉀、鎂、維他命C等。維他命C可以延緩動脈硬化

❸蠶豆中含有調節大腦和神經組織的重要成分鈣、鋅、錳、磷脂等，並含有豐富的膽鹼，有增強記憶力的健腦作用。蠶豆中的鈣有利於骨骼對鈣的吸收與鈣化，能促進人體骨骼的生長發育。

❹蠶豆皮中的膳食纖維豐富，有降低膽固醇、促進腸蠕動的作用。

❺蠶豆也是抗癌食品之一，對預防腸癌有效。美國研究發現，多吃小扁豆和蠶豆能使肺癌發病率降低20%～45%。

❻蠶豆含有左旋多巴，是一種天然的促排尿劑，能幫助身體排出多餘的鈉。左旋多巴還能生成多巴胺。研究發現，帕金森氏症患者體內就缺乏多巴胺，多吃鮮蠶豆能降低罹患帕金森氏症的機率。

用法

❶蠶豆葉

為蠶豆的葉。味苦、微甘，性溫。蠶豆的葉、梗、莢殼均含D-甘油酸，主治肺結核咳血、消化道出血、外傷出血等症。

❷蠶豆花

為蠶豆的花。味甘，性平。有涼血止血、收斂降壓等功效。適用於咳血、鼻衄、血痢、帶下、高血壓等症。

❸蠶豆莢

為蠶豆的莢殼。適用於咳血、鼻衄、尿血、消化道出血、手術出血、天皰瘡、燙傷等症。

❹蠶豆皮

為蠶豆的種皮。其性味甘澀，具有利溼化滯、收斂醫瘡之功效，並有逐風邪作用。適用於水腫、腳氣、小便不利、天皰瘡、黃水瘡等症。

❺小便不利、腎炎水腫

陳蠶豆一百二十克，二砂糖九十克。將帶殼蠶豆和二砂糖放砂鍋中，添清水五杯，慢慢熬煮成一杯服下。此飲具有益脾健胃、通便消腫之功效。

❻震顫麻痹症

鮮蠶豆或水發乾蠶豆兩百五十克，山藥、牛肉各五百克，調味品適量。將山藥去皮，洗淨，切塊；蠶豆泡發；牛肉洗淨，切塊。牛肉、蠶豆加清水適量，大火煮沸後，放入山藥，煮熟後以食鹽調服。可健脾益腎。

飲食宜忌

❶ 新鮮蠶豆食用並不壅氣，老蠶豆多食易腹脹，需煮爛食用。

❷ 蠶豆去皮

將乾蠶豆放入陶瓷或琺瑯器皿內，加入適量的鹼，倒上開水燜一分鐘，即可將蠶豆皮剝去，但去皮的蠶豆要用水沖除其鹼味。

❸ 蠶豆病

是遺傳性葡萄糖-6-磷酸脫氫酶（G-6-PD）缺乏症，是最常見的一種遺傳性酶缺乏病。G-6-PD缺乏症發病原因是由於G-6-PD基因突變，導致該酶活性降低，紅血球不能抵抗氧化損傷而遭受破壞，引起溶血性貧血。兒童是易發人群，以男童為多見，發病兒童中30%~40%的兒童家長都曾患過蠶豆病。一些兒童隨著年齡增長症狀會獲得改善。得病的兒童大多在食蠶豆後一至二天出現蠶豆病症狀，初期有惡寒、微熱、頭昏、倦怠無力、食慾缺乏、腹痛，隨之出現黃疸、貧血、血紅蛋白尿，尿呈濃紅茶色或甚至如醬油色，此後體溫升高，倦怠乏力加重。嚴重病例可能昏迷、驚厥和急性腎衰竭，甚至死亡。蠶豆病發病急劇，最短者只有二小時，最長者可相隔九天。如因吸入花粉而發病者，症狀會在數分鐘內出現。

蠶豆病的貧血程度和症狀大多很嚴重。因此，家長在給孩子吃蠶豆時應注意是否會出現異常症狀，尤其是父母一方中曾有蠶豆病史者，更須謹慎。一旦孩子吃了蠶豆發現有異常反應，可及時予以人工催吐，同時馬上送醫院檢查治療。

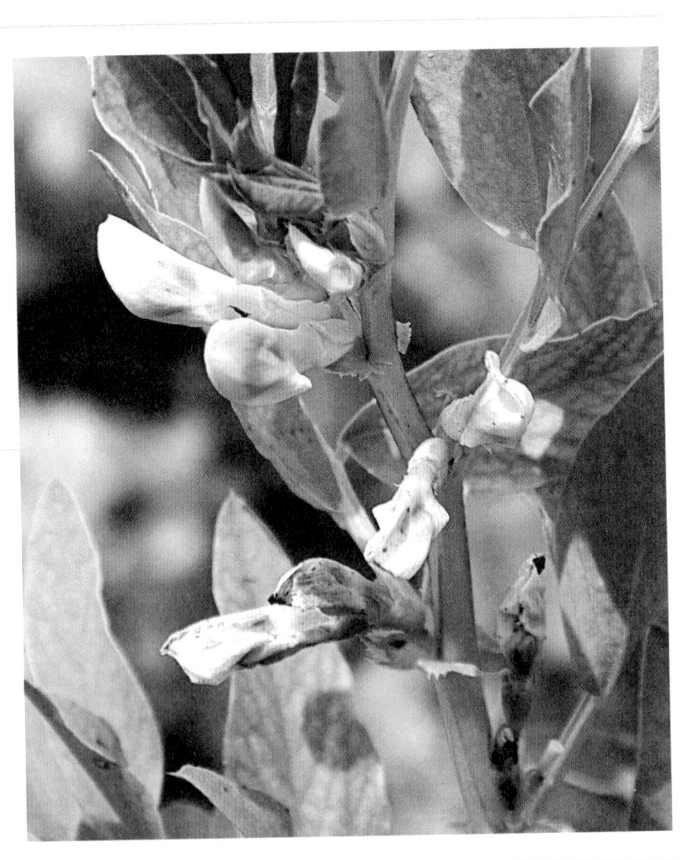

豆類小百科 12

豌豆

通乳美肌

來源
豆科植物豌豆的種子。

別名
青小豆、寒豆。

性味歸經
味甘、性平。入脾、胃經。

功效
具有補中益氣、健脾和胃、利小便、解毒瘡、通乳消脹等功效。

適用

糖尿病患者，哺乳期產婦。《隨息居飲食譜》謂其「煮食，和中生津，止渴下氣，通乳消脹」。《日用本草》曰：「煮食下乳汁，可作醬用。」

簡要介紹

豌豆俗稱青豆（此青豆與大豆中的「青豆」不同），莢果長橢圓形或扁形，根據內部有無內層革質及其厚度，分為軟莢和硬莢，其嫩豆仁色澤青綠似翡翠，形狀渾圓似珍珠，非常豐肥，常被製成冷凍蔬菜或罐頭來食用。嫩豌豆做菜，色香味俱佳。

豌豆是古老作物之一，前蘇聯生物學家瓦維洛夫認為豌豆起源中心為埃塞俄比亞、地中海和中亞，演化次中心為近東；也有人認為起源於高加索南部至伊朗。《爾雅》中的「戎菽豆」，即豌豆。《遵生八箋》中有「寒豆芽」的製作方法和做菜用的記述，寒豆即指豌豆。

初春季節，豌豆苗破土而出，露出了嫩綠的葉子，用豌豆嫩葉做湯，又嫩又鮮。豆莢成熟了，將其去筋洗淨，炒而食之。豌豆成熟了，可以剝掉殼，吃莢中的青豌豆。綠油油的豌豆，煮、蒸、炒、溜、燴，都可以製成不同風味的菜餚。青豌豆還可以製成罐頭，或裝進塑膠袋製成半成品，儲存起來，隨時享用。豌豆至「老」了，還可以將其磨成粉，製成「豌豆麵」、「刮刮涼粉」、「川北涼粉」等。豌豆粉還可以代替太白粉烹調菜餚。

營養分析

❶豌豆營養豐富，其蛋白質中含有人體所需的八種必需胺基酸。亦含有植物凝集素等，能夠增強人體新陳代謝功能，提高免疫力，延緩皮膚衰老。

❷豌豆富含維他命C、β-胡蘿蔔素、鐵質、膳食纖維、鉀等營養素，營養絕不亞於大豆，尤其蛋白質的消化率比大豆蛋白質高，經常食用豌豆可作為補充蛋白質的來源。

❸豌豆富含粗纖維，含量高於紅豆、綠豆，能促進大腸蠕動，防止便祕。

❹豌豆仁屬於種子，相較於豌豆莢澱粉含量較高，熱量也較多，對於飲食控制者，份量也要注意。豌豆做的豆泥、豆餅或豆湯有助於控制膽固醇。英國研究發現，豌豆富含可溶性膳食纖維，有助於防止血栓，減少心臟病危險。

用法

❶中氣不足

五十克豌豆搗去皮，同羊肉食之。《飲膳正要》

❷糖尿病

豌豆或豌豆苗煮食，或榨汁飲服。《食物與治病》

飲食宜忌

❶其嫩苗當蔬菜食用，有清熱利尿之功。

❷痛風和腎臟病患者，不宜多食青豌豆。

❸豌豆黃（夏季消暑）

豌豆黃是北京傳統小吃。按北京習俗，農曆三月初三要吃豌豆黃。豌豆黃成品色澤淺黃、細膩、純淨，入口即化，味道香甜，清涼爽口，是夏季消暑佳品。豌豆黃的做法很簡單，豌豆熬爛，去皮，澄出細沙，加少量砂糖，攤開壓扁，切成五寸長、三寸寬的長塊，再加刀割出四方小塊，分而不離，以牙籤叉取而食。據說這是清朝慈禧愛吃的「宮廷小吃」。

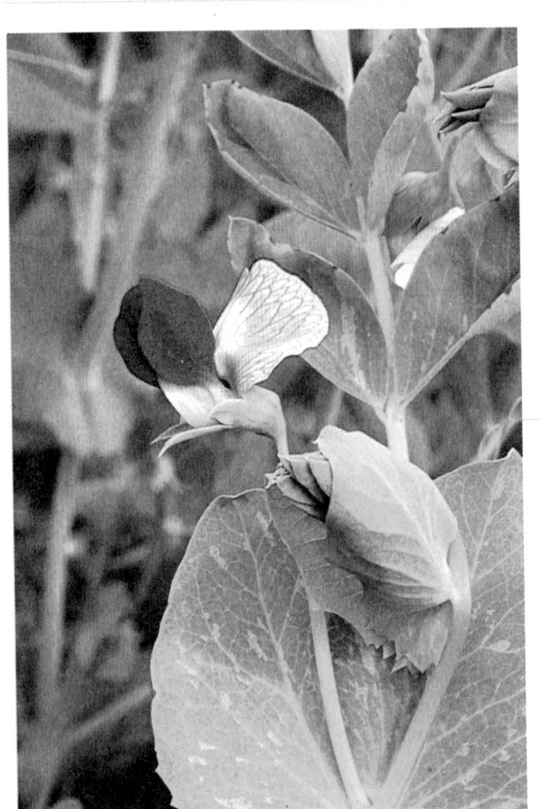

豆類小百科 13

荷蘭豆

來源

豆科豌豆屬一年生或二年生攀緣草本植物

別名

藥豌豆、回回豆、麥豌豆、麥豆、畢豆。

性味歸經

性平，味甘。入脾、胃經。

功效

具有益脾和胃、生津止渴、下氣通乳、利小便、解瘡毒、除呃逆、止瀉痢等功效。

適用

脾胃虛弱、小腹脹滿、嘔吐瀉痢、產後乳汁不下、煩熱口渴等病症。

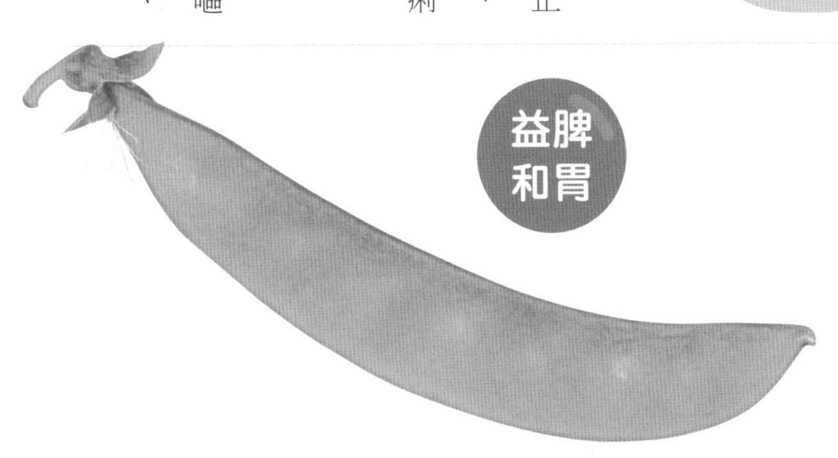

益脾和胃

簡要介紹

荷蘭豆為一種食莢豌豆，是營養價值較高的豆類蔬菜之一，其嫩莢、籽粒質嫩清香，極為人們所喜食。荷蘭豆屬半耐寒性植物，較耐寒，不耐熱。種子在攝氏4度下能緩慢發芽，但出苗率低，時間長。相傳是漢朝時傳入中國，而台灣則由荷蘭人引入，故人稱其為荷蘭豆，盛產期為十二至三月，是台灣重要的冬季蔬菜之一。

營養分析

❶荷蘭豆含有豐富的碳水化合物、蛋白質、胡蘿蔔素和人體必需的胺基酸。每一百公克嫩莢含水分71.1～78.3克，碳水化合物14.4～29.8克，蛋白質4.4～10.3克，脂肪0.1～0.6克，胡蘿蔔素0.15～0.33毫克。

❷在豆莢和豆苗的嫩葉中富含維他命C和能分解體內亞硝胺的酶，具有抗癌防癌的作用。

❸荷蘭豆還具有抗菌消炎、增強新陳代謝的功效。

❹種子粉碎研末外敷可除癰腫。

❺與糯米、紅棗煮粥食用，具有補脾胃、助暖驅寒、生津補虛、強肌增體之功效。

用法

荷蘭豆因為嫩、綠的特

色，比較適合炒，也比較容易與其它的肉、菜等食材搭配，例如：蒜香荷蘭豆、荷蘭豆木耳炒山藥、荷蘭豆炒牛肉、荷蘭豆炒蝦仁、雙耳拌荷蘭豆、荷蘭豆洋蔥炒魚柳、雞絲荷蘭豆等，你可以隨心所欲地搭配。不過，最經典的還是與臘肉搭配，或乾脆清炒。

飲食宜忌

❶荷蘭豆的豆莢和豆苗含有較為豐富的膳食纖維，可以防止便祕，有清腸作用。

❷荷蘭豆對增強人體新陳代謝功能有十分重要的作用，是西方國家主要食用蔬菜之一。由於其營養價值高，風味鮮美，並具有延緩衰老、美容保健的功能，在美國、加拿大、澳大利亞、新加坡、馬來西亞、香港等市場都十分暢銷。

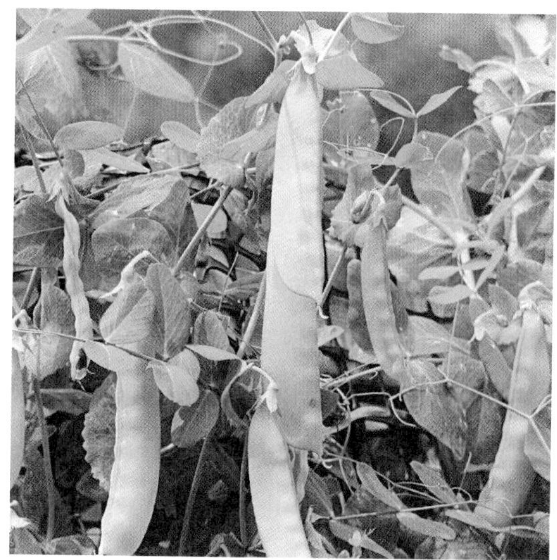

豆類小百科 14

四季豆

來源

豆科菜豆屬的嫩莢或乾燥的種子。

別名

菜豆、敏豆、豆角。

性味歸經

味甘、淡，性微溫。入脾、胃經。

功效

具有調和臟腑、安養精神、益氣健脾、消暑化溼和利水消腫等功效。有化溼而不燥烈、健脾而不滯膩的特點，為脾虛溼停常用之品，也是滋補食療佳品。

健脾益氣

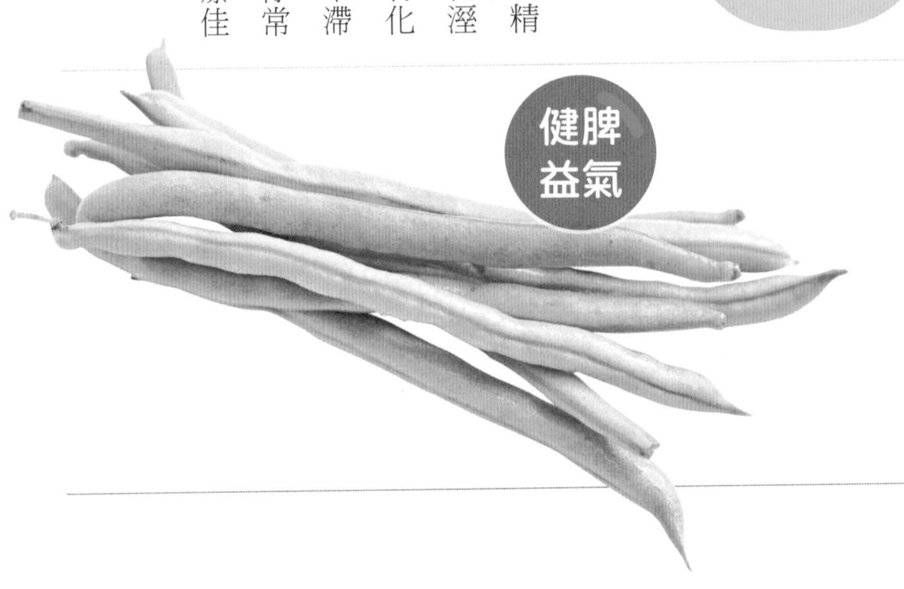

適用

脾虛兼溼、食少便溏、溼濁下注、婦女帶下過多、暑溼傷中、皮膚瘙癢、癌症、急性腸胃炎等病症。

簡要介紹

四季豆的嫩莢呈深淺不一的綠、黃、紫紅（或有斑紋）等顏色，成熟時黃白至黃褐色，嫩莢採收要力求適時。每莢含種子四到八粒，種子腎形，種皮有白、黃、褐、紅、紫紅、藍、黑等色及各種花紋和花斑。四季豆因多數品種對日照長短要求不嚴格，四季都能栽培，故得名。

四季豆的品種很多，是餐桌上的常見蔬菜之一。

四季豆既是蔬菜又是糧食，可煮可燉，其藥用價值也很高。無論單獨清炒，還是和肉類同燉，或是煮熟涼拌，都很符合普羅大眾的口味。鮮嫩莢可作蔬菜食用，也可脫水或製成罐頭。

營養分析

1. 四季豆富含蛋白質和多種胺基酸，常食可健脾胃，增進食慾。
2. 四季豆的葉酸、維他命B_6與同類食物相比高於平均值。嫩莢約含蛋白質6%，纖維10%，糖1%～3%。乾豆粒約含蛋白質22.5%，澱粉59.6%。
3. 四季豆種子可啟動腫瘤病人淋巴細胞，產生免疫抗體，對癌細胞有特異的傷害與抑制作用，有抗腫瘤作用。

飲食宜忌

❶烹調前應將豆筋摘除，否則既影響口感，又不易消化。

❷生的四季豆中含血球凝集素等毒素，會使人體紅血球發生凝集和溶血，出現溶血性黃疸。四季豆中毒的潛伏期一般為三十分鐘至數小時。中毒症狀出現頭暈、頭痛、嘔吐、腹痛、手腳麻木、心慌等現象。經及時治療，大多數病人在二至四小時內即可恢復健康。但只要加熱至攝氏一百度以上，將四季豆徹底煮熟，毒素就會被破壞。

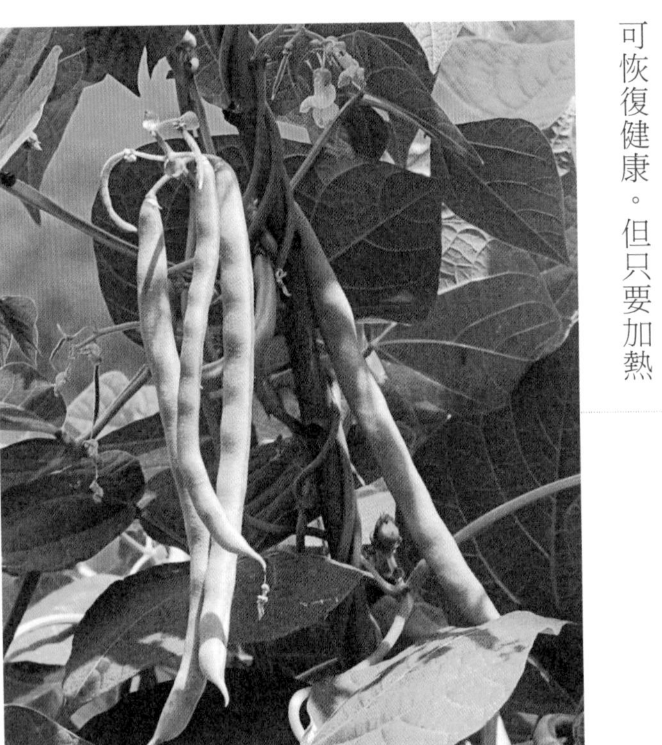

豆類小百科 15

芸豆

來源

豆科菜豆屬中最常見的種類之一。

性味歸經

味甘，性平，微溫。入脾、胃經。

功效

溫中下氣、利腸胃、止呃逆、益腎補元氣等功效。

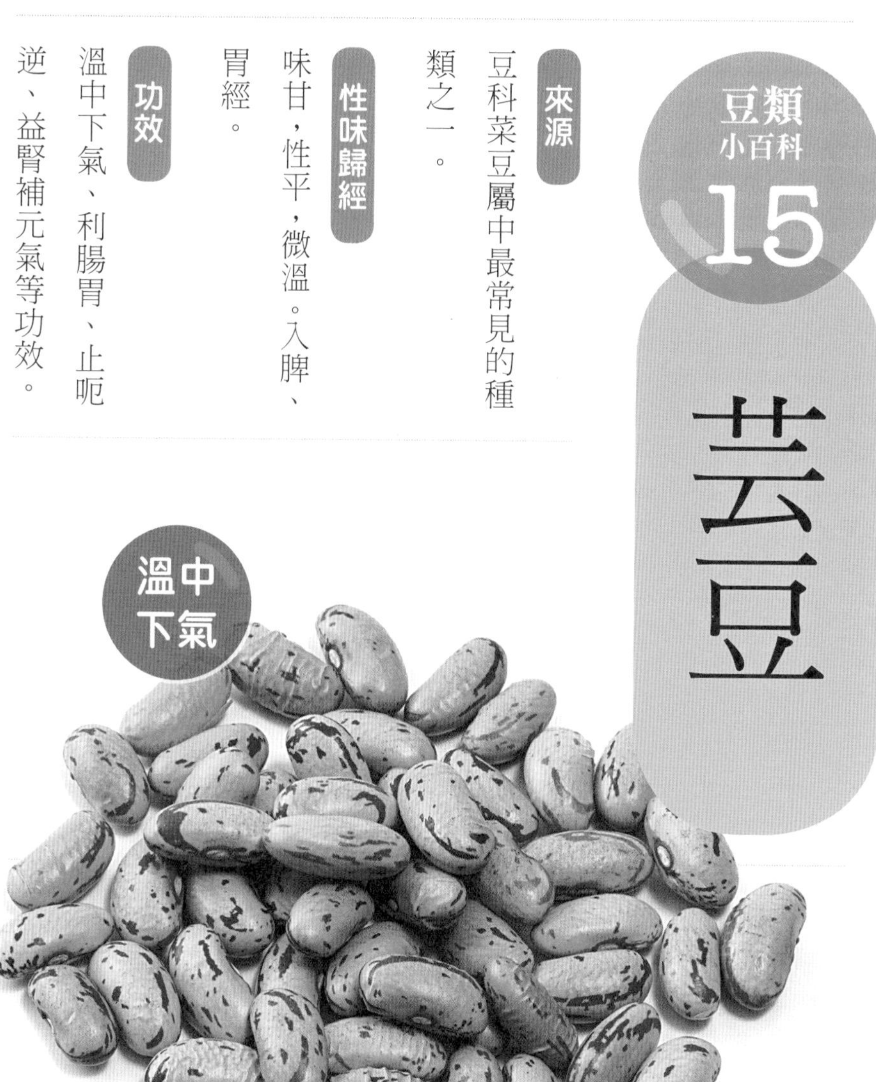

適用

芸豆因為屬於菜豆中的一種，故具有菜豆食性比較強的的共性。適應症範圍廣泛，是一種滋補食療佳品。

簡要介紹

芸豆既可為菜又可為糧，既可煮後食用，也可與其它食物煲湯或燉熟爛後碾成豆沙，是製作糕點、豆餡、甜湯、豆沙的優質材料，藥用價值也很高。

營養分析

❶每一百克芸豆含蛋白質23.1克、脂肪1.3克、碳水化合物56.9克、鈣76毫克及豐富的維他命B群，鮮豆還含豐富的維他命C。從營養成分看，芸豆的蛋白質、鈣、鐵、維他命B群含量均高於雞肉。

❷含有皂苷和多種球蛋白等獨特成分，具有提高人體自身的免疫力、增強抗病能力等功能，對腫瘤細胞有抑制作用。

❸皂苷類物質能促進脂肪代謝，故芸豆被認為是減肥的食物之一。

用法

可以將乾芸豆用水泡發後煮熟，單獨食用，或作為沙拉的原料。芸豆含鈣量很高，是補鈣佳品。芸豆的嫩莢約含蛋白質6%，纖維10%，糖1%～3%，也可以作為蔬菜炒著吃。

豆類小百科 16

豇豆

補腎生津

來源

為豆科植物豇豆的嫩莢殼及種子。

別名

長豆、飯豆。

英文名

Cowpea

性味歸經

味甘，性平。歸脾、腎經。

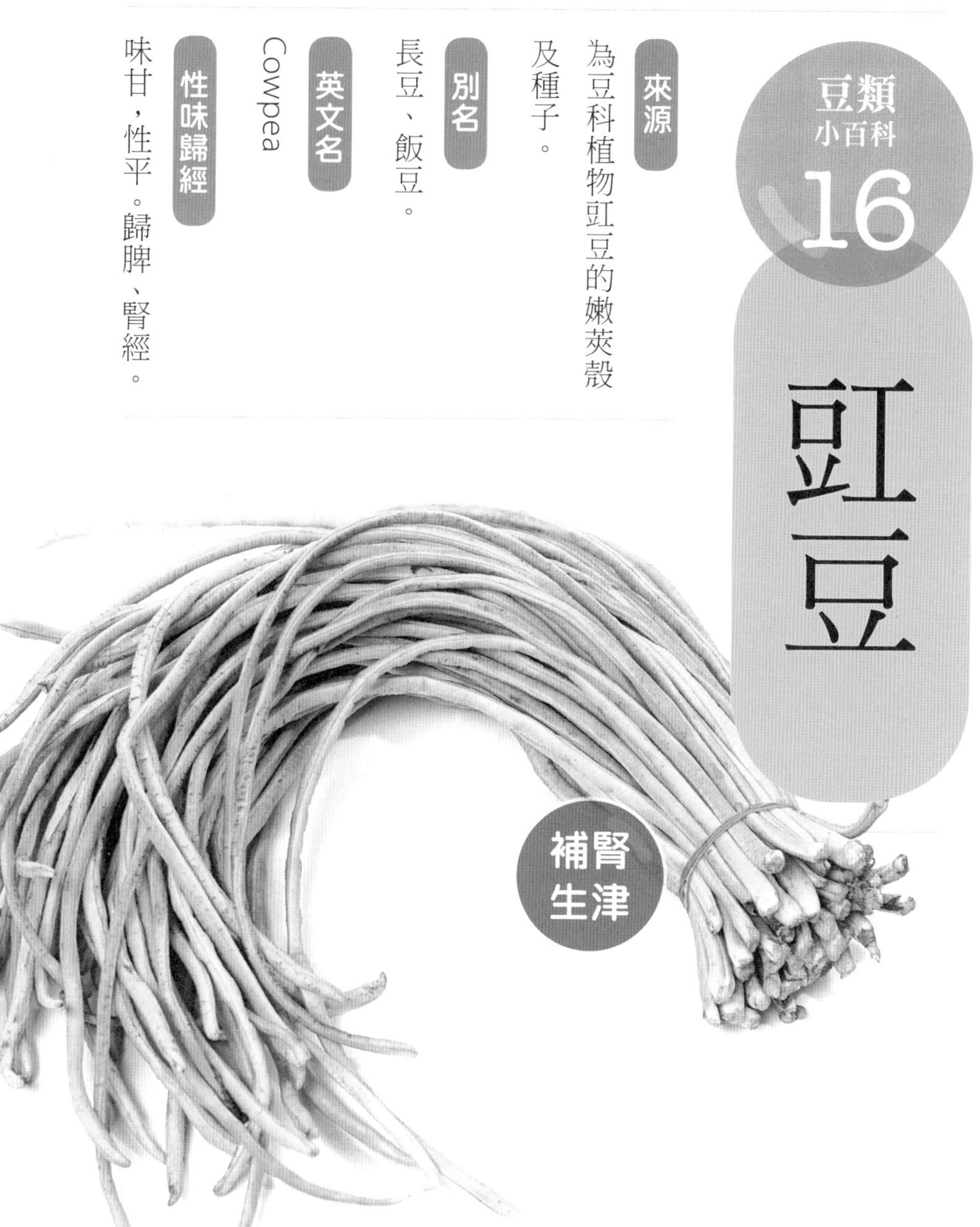

功效

具有健脾和胃、益氣消食、補腎止帶等功效。

適用

脾胃虛弱、食少脘脹、嘔逆噯氣、食積、泄瀉、消渴，以及腎虛夢遺滑精、白帶、小便頻數、淋濁、痔血、疔瘡等症。

簡要介紹

豇豆的根（豇豆根）、葉（豇豆葉）、莢殼（豇豆殼）均可供藥用。葉治淋症，殼治腹痛和乳少，根治小兒消化不良。

豇豆是夏秋季的家常菜，營養保健價值也很高。豇豆蛋白質含量較高，又被稱為「素中肉品」。

果實嫩時多作菜用，取其嫩莢炒、蒸、燜均可，涼拌更為鮮美爽脆。老則收種子，多作糧用，可用作煮粥食。

豇豆可曬乾，多用作乾菜。鮮豇豆可以和肉類同炒，也可以單獨做成湯。

營養分析

1. 豇豆的蛋白質含量為22%，澱粉含量達55.5%，並含有鈣、磷、鐵、粗纖維和菸鹼酸（維他命B_3）、維他命B_1、維他命B_2等成分。
2. 據藥理研究，豇豆具有補血作用。因含粗纖維，又有促進大腸蠕動、幫助排便的作用。

❸豇豆所含維他命B群能維持正常的消化腺分泌和胃腸道蠕動的功能，抑制膽鹼酶活性，可幫助消化，增進食慾。

❹所含磷脂可促進胰島素分泌，是糖尿病患者的理想食品。

❺適用於更年期女性，可預防骨質疏鬆症。

❻豇豆中含鐵量豐富，是一種補充鐵質較好的食物來源，多吃豇豆對於經期中和懷孕女性十分適宜。

用法

❶腎虛遺精、帶下

豇豆六十克，切段，與蓬萊米六十克，加水煮粥食用。《食療粥譜》

❷糖尿病

帶殼豇豆（乾品）一百克，水煎，每日一劑，吃豆喝湯。

❸脾虛溼盛

豇豆（嫩莢果）兩百克、蕹菜兩百五十克，加水煎湯。亦可調以食油、鹽等。本方有較明顯的健脾利溼、通利小便作用。適於脾虛溼盛、帶下量多，或溼熱小便不利等症。

飲食宜忌

生豇豆中含有兩種對人體有害的物質：溶血素和毒蛋白。其毒素對胃腸道有強烈的刺激作用，輕者感到腹部不適，重者出現嘔吐、腹瀉等中毒症狀，尤其是兒童。因此，一定要充分加熱煮熟或炒熟。

豆類小百科 17

刀豆

來源

豆科植物刀豆嫩的種子和果殼。

又名

挾劍豆。

英文名

Sword Jackbean Seed

性味歸經

味甘，性溫。歸肺、脾、腎經。

功效

具有溫中下氣、益腎補元、利腸胃、止嘔吐等功效。

適用

脾腎虛寒所致的呃逆、嘔

和胃散寒

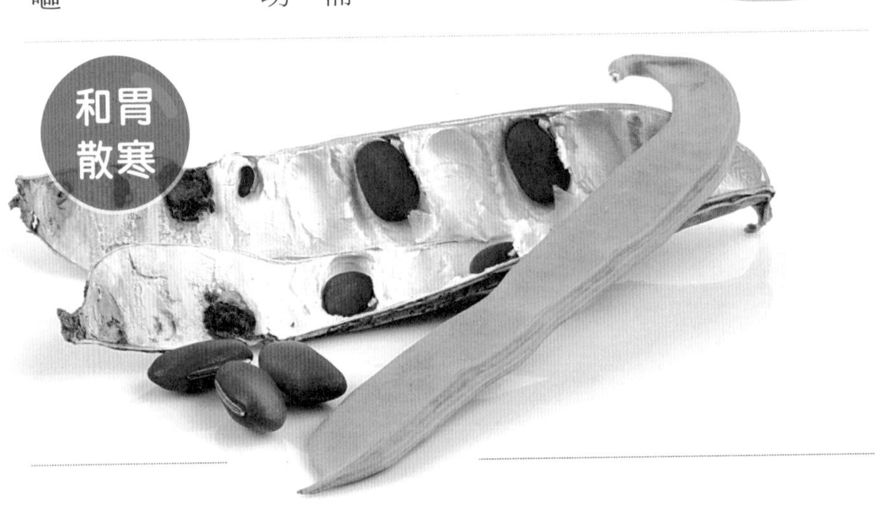

吐、腹脹、腰痛、潰瘍等症。

簡要介紹

三月下種，藤蔓可長到一兩丈長，葉子像豇豆的葉子，但比豇豆的葉子稍長些，稍大些。五、六月開白色或紫色的花，像飛蛾一樣，結豆莢，它的豆莢長接近一尺。

乾燥成熟種子呈扁腎形或扁橢圓形，表面淡紅色或紅紫色，略有光澤。味淡，嚼之有豆腥氣。冬季採收成熟莢果，曬乾，剝取種子備用；或秋季採摘嫩莢果鮮用。

本植物的根（刀豆根）、果殼（刀豆殼）亦供藥用。

嫩莢食用，質地脆嫩，肉厚可口，是菜中佳品，可單作鮮菜炒食，也可和豬肉、雞肉同烹。嫩時煮食或製醬菜，味美，有溫補作用。

老刀豆入藥對呃逆治療有一定效果。明代李時珍《本草綱目》曰：刀豆莢「嫩時煮食、醬食、蜜煎均佳。老則收其子，子大如拇指頭，淡紅色，同豬肉、雞肉同煮食尤美」。

營養分析

❶刀豆除含有蛋白質和脂肪等一般營養成分之外，還有很特別的有效成分，具有增強抗病能力、抗腫瘤等作用。

❷增強抵抗力

刀豆所含成分可維持人體正常代謝功能，促進人體內多種酶的活性，增強免疫力，提高人的抗病能力。

❸抗腫瘤

刀豆所含刀豆赤黴素能刺激淋巴細胞轉變成淋巴母細胞，具有抗腫瘤作用。

用法

❶刀豆根

味苦，性溫。具有消炎、行血、通經等功效。適用於頭風、風溼腰脊痛、久痢、經閉、跌打損傷等症。

❷刀豆殼

為刀豆的果殼。味甘，性平。具有和中下氣、散瘀活血之效。適用於反胃、呃逆、久痢、經閉、喉痹、喉癬等症。刀豆殼效力遜於刀豆，無益腎助陽之力。

❸刀豆散（氣滯呃逆，膈悶不適）

刀豆取老而綻者，每服六至九克，開水下。《醫級》

❹百日咳

刀豆子十粒、打碎，甘草三克，加冰糖適量，水一杯半，煎煮至一杯，去渣，頓服。《江西中醫藥》一九五三年

❺刀豆古方

《本草綱目》：「刀豆，《本草》失載，惟近時小書載其暖而補元陽也。又有人病後呃逆不止，聲聞鄰家，或令取刀豆子燒存性，白湯調服二錢，即

止。此亦取其下氣歸元而逆自止也。……溫中下氣，利腸胃，止呃逆，益腎補元。」

飲食宜忌

❶胃熱盛者慎服。

❷食用刀豆時，必須注意火候，如火候不夠，吃了有豆腥味和生硬感。

❸刀豆中含有植物血球凝集素等天然毒素，炒不熟易造成中毒。應注意炒熟，毒性即可消除。

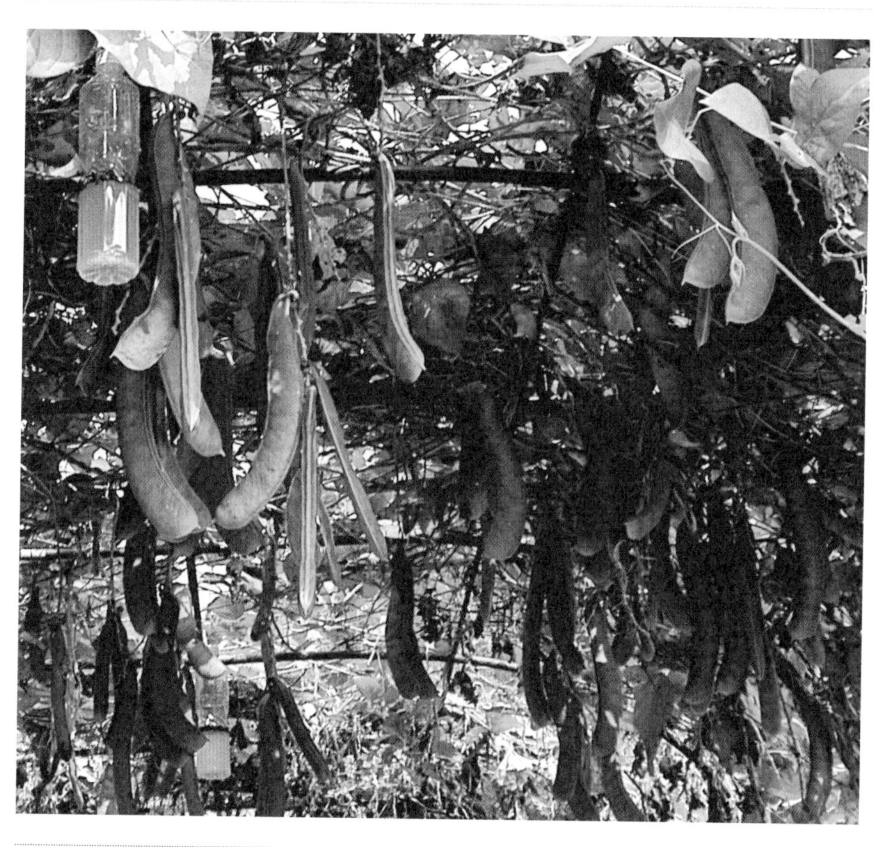

豆類小百科 18

鷹嘴豆

益智強身

來源
豆科一年生或多年生攀緣草本植物。

又名
雞豆、雪蓮子、埃及豆、藜豆、印度豆。

英文名
Chickpea

簡要介紹

鷹嘴豆起源於亞洲西部和近東地區，是世界上栽培面積較大的豆類植物，主要分佈於地中海沿岸、亞洲、非洲、美洲等地。其中印度和巴基斯坦兩國的種植面積占全世界的80%以上，在中國主要分佈於新疆、青海和甘肅等省。

鷹嘴豆因其面形奇特，尖如鷹嘴，故名。鷹嘴豆是印度、非洲及中、南美洲重要的糧食作物。鷹嘴豆是富含有蛋白質、不飽和脂肪酸、纖維素、鈣、鋅、鉀、維他命B群等有益人體營養素的健康豆類食物。

中國新疆和田地區是國際公認的世界長壽地區之一。維族人的日常飲食中，通常以牛羊肉、乳製品、高糖瓜果為主，如此高脂肪、高蛋白、高熱量的食物攝入，當地卻很少有人患糖尿病和心腦血管疾病。聯合國衛生組織考察後發現，在維族人的主食——手抓飯裡，摻有鷹嘴豆，正是鷹嘴豆發揮了平衡膳食的關鍵作用，讓他們遠離糖尿病及「三高症」。在當地，鷹嘴豆也被稱為「長壽豆」。

營養分析

❶鷹嘴豆所含的營養成分非常豐富，無論是從種

類還是數量上，都大大超過其它豆類。它含有豐富的蛋白質和十多種胺基酸，其中人體必需的八種胺基酸全部具備，而且含量比燕麥還要高出兩倍以上。特別是每一百公克鷹嘴豆所含的鈣高達350毫克，磷320毫克，高於大部分豆類，鐵的含量達47毫克，比其它豆類高出90%，維他命C、維他命B_1、維他命B_2含量高達12毫克，膳食纖維含量更高於其它豆類。

❷鷹嘴豆異黃酮對女性健康的影響很大，具有活性植物性類雌激素，能夠延遲女性細胞衰老，使皮膚保持彈性、養顏、豐乳、減少骨質流失，幫助骨骼生長、降血脂、減輕女性更年期症狀等。鷹嘴豆異黃酮也有防止癌細胞增殖、促使癌細胞死亡的作用。

❸鷹嘴豆含有微量元素鉻，鉻在人體的糖代謝和脂肪代謝中發揮著重要作用。食用鷹嘴豆可以使人體內胰島素活性和胰島素受體數量增加，達到控制血糖、改善糖尿病症狀的目的。

❹鷹嘴豆中含有的不飽和脂肪酸可促進膽固醇代謝，防止脂質在肝臟和動脈壁沉積、降低血小板凝結能力，防止血栓形成。還可防止血管損傷面的炎症反應，對血管有良好的保護作用，可有效預防和

改善糖尿病併發症。

用法

鷹嘴豆可直接食用，或炒或煮熟食用；或作甜食，如豆沙等；還可加工成各種點心或油炸豆，多種口味小食品、休閒食品等；青豆可作蔬菜，也可生食；嫩莢、嫩苗均可用作蔬菜。

鷹嘴豆加工後的澱粉具有板栗香味，廣泛適用於蒸、煮、炒或煲湯，是糖尿病、高血壓和腎虛體弱者理想的健康食品。鷹嘴豆粉加上奶粉製成豆乳粉，易於吸收消化，是嬰兒和老年人的營養食品。

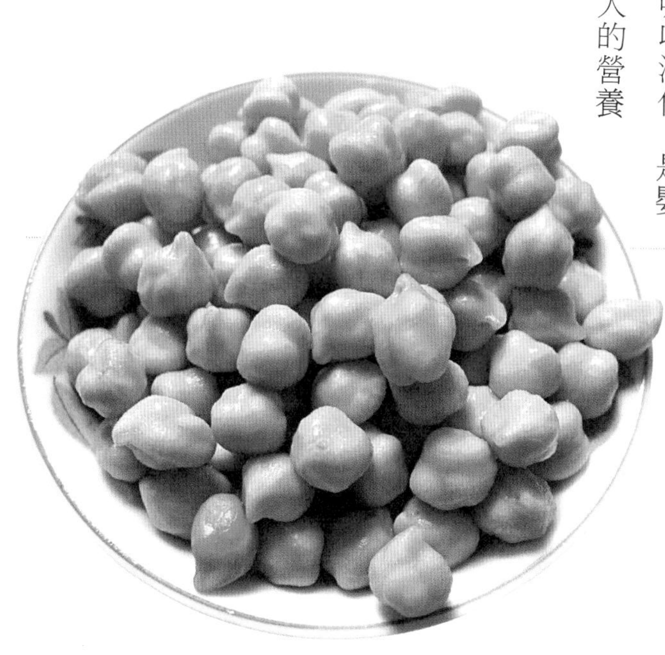

豆類小百科

19

翼豆

益智強身

別名

四棱豆、四角豆、翅豆、楊桃豆。

功效

具有養顏、益智、減肥、健胃、清熱、消腫、化瘀、益腎等功效。

適用

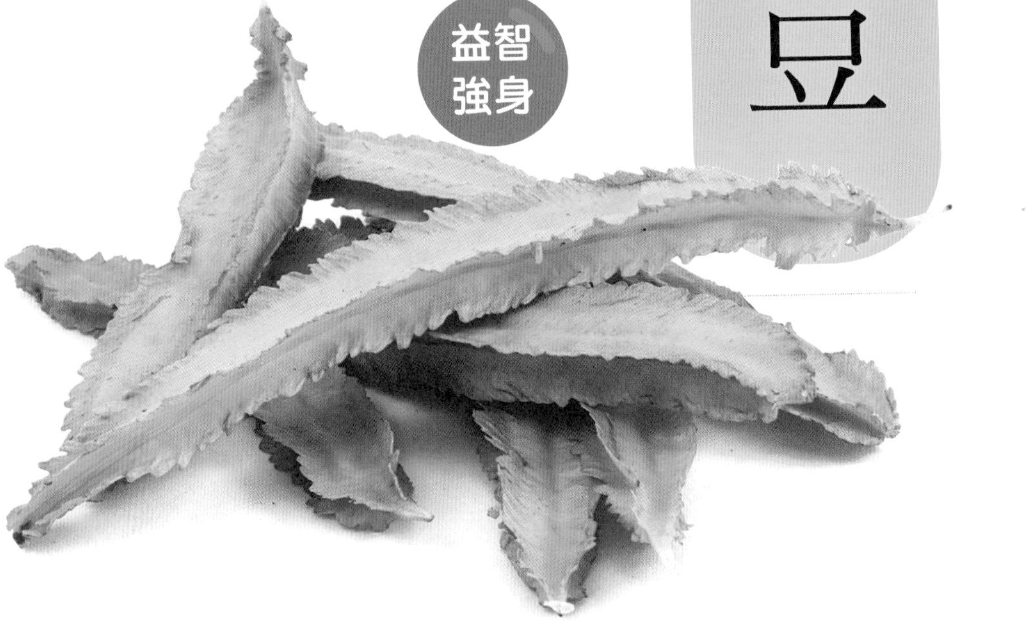

一般人均可食用。對病後調養者、素食者和需要補鐵的人群最為適合。

簡要介紹

翼豆為草本或亞灌木，通常攀緣或平臥，少有直立。豆莢呈帶棱的長條方形四面體，棱緣翼狀，有疏鋸齒，豆莢有綠色和紫色幾種類型；種子卵圓形，光滑，種皮有白色、黃色、褐色、黑褐色和黑色，以及介於它們之間的多種顏色。原產熱帶，主要分佈於東南亞及西非地區。

翼豆的花似蝶形，令人賞心悅目，除作園藝花卉觀賞、美化環境外，花與葉味香甜，可做湯或炒食。成熟種子榨出的油富含維他命E，含油量高達13%～20%。豆葉、莢、根和種子均可入藥。

翼豆有四條棱，顏色嫩綠，樣子有些像楊桃，清脆爽口而不膩。翼豆盛產期約是八至十二月，恰是市場供菜淡季，可彌補市場供菜品種的不足，是將糧食、油料、蔬菜、飼料、保健融為一體的豆類作物。嫩莢可炒食、涼拌、做湯，或鹽漬，或製醬菜，各具特殊風味。乾豆粒可煉油或烘烤食用，也可培育嫩豆芽炒食。

營養分析

❶所含蛋白質、胺基酸、

維他命及礦物質雄居豆類食物之冠，特別是蛋白質含量高達35%～45%，富含十七種胺基酸，比一般蔬菜含量高，其賴胺酸、酪蛋白等的含量都超過大豆。這在豆類中是罕見的，因而有「植物蛋白之王」的美稱。

❷含豐富的脂肪，又因為富含鐵質被稱為「補血」蔬菜，最適合素食者和需要補鐵的人群。

❸含豐富膳食纖維，有助消化，能改善胃腸功能。

❹具有維持鉀鈉平衡，消除水腫，提高免疫力，降低血壓，改善貧血，促進成長發育等作用，又被稱為「綠色金子」。

用法

翼豆口感細膩脆嫩，嫩莢和嫩葉主要用作蔬菜，種子和地下塊根主要作糧食。翼豆對冠心病、動脈硬化、腦血管硬化、習慣性流產、口腔炎症、泌尿系統炎症、眼疾等多種疾病均有良好的療效。

飲食宜忌

❶烹飪翼豆前先用水汆燙，然後用淡鹽水浸泡一會兒再烹飪，口感會更好。

❷翼豆含有胰蛋白酶阻凝因子等有毒物質，不宜生食。

❸翼豆有一定的利尿作用，尿頻者要適量食用。

豆類小百科 20

紅腰豆

英文名

Red kidney bean

性味歸經

味甘，性溫。

功效

具有補血益氣、提高免疫力、降糖、延緩衰老、抗輻射等功效。

延緩衰老

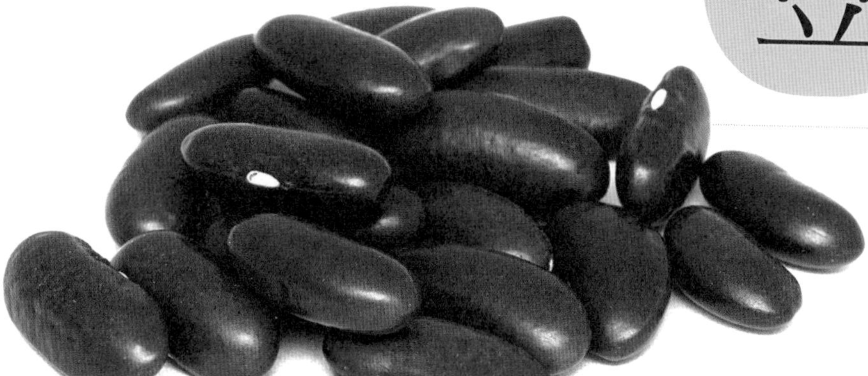

適用

健康體質，氣虛體質，陽虛體質，瘀血體質。

簡要介紹

紅腰豆是西方料理中常用的豆。色澤紅紫，形似動物的「腰」（即腎）而得名，味甜，煮熟後吃起來的口感綿綿的、沙沙的，有很濃的香味。紅腰豆比一般的豆略顯大些，煮出的水呈紅豆湯的顏色，煮熟後可以加在沙拉中或菜內，也可用它煲粥、煮飯、加入咖喱或做蔬菜濃湯。

營養分析

❶紅腰豆是豆類中營養較為豐富的一種，含豐富的維他命A、B、C、E，也含豐富的抗氧化物、蛋白質、膳食纖維及鐵、鎂、磷等多種營養素，有補血、增強免疫力、幫助細胞修補及防衰老等功效。

❷不含脂肪但含高纖維，能幫助降低膽固醇及控制血糖，適合糖尿病、缺鐵性貧血和素食者食用。

用法

紅腰豆的做法很多，但萬變不離其宗。首先要把紅腰豆煮至全熟，然後，就可以充分發揮你的創造力和想像力。可謂是變幻無窮的「百搭豆」。例如：花椰菜燴紅腰豆、紅腰豆菠菜湯、羊腎紅腰豆杜仲湯、三豆沙拉、紅腰豆雞湯、番茄紅腰豆湯等。

紅腰豆在台灣較為少見，可於雜糧行購買到乾豆，或是於特定超市購買到國外進口的紅腰豆罐頭，罐頭中的紅腰豆已煮熟，可用沸水汆燙過後直接料理。

飲食宜忌

❶紅腰豆所含的植物血球凝集素，會刺激消化道黏膜，並破壞消化道細胞，降低其吸收營養成分的功能，故需將紅腰豆煮熟透後食用。

❷乾紅腰豆的顏色為紫紅色，比較鮮豔，但煮熟之後顏色會加深。因為泡發的原因，豆粒顯得很大，也可以做成豆沙。

豆類小百科 21

花生

潤肺化痰

來源

豆科落花生屬植物落花生的成熟種子。原植物為落花生，為一年生草本植物。

別名

落花參（《滇南本草》）、長生果（《本經逢原》）、

專題研究／孫羿幗．党毅．徐敏

落地生（《劉啟堂經驗秘方》）、及地果（《南城縣誌》）、番豆、土露子（《物理小識》）、落地松、地豆（《滇海虞衡志》）、土豆（《本草綱目拾遺》）、南京豆（《植物學大辭典》）、落花生、花生米、花生豆。

簡要介紹

自古以來，落花生在食用和藥用方面均應用廣泛，是重要的食療藥膳材料。

關於花生的原產地，目前有兩種說法，較多的學者認為，花生原產南美洲的巴西和秘魯，於明代傳入中國。西元一六九五年，張璐著《本經逢原》裡說：「長生果產閩北，花落土中即生，從古無此，近始有之。」

另一種說法認為，中國也是花生原產地之一。此說法是根據早在十四世紀中期成書的《飲食須知》和十五世紀中期成書的《滇南本草》中，就已經出現了花生的記載。除了本草類書籍，唐代的筆記小說集《酉陽雜俎》中也有關於花生的記載：「形如香芋，蔓生」，「花開亦落地，結子如香芋，亦名花生」。

除了在文獻記載中可以尋得花生的源流與傳播，近代的考古發現也不斷提供論據。一九五八年浙江吳興錢山漾原始社會遺址中，發掘出的炭化花生種子，測定為灶坑年代，距今約四千七百年；一九六一年，江西修水縣山背地區原始社會遺址中再次發掘出炭化花生種子；一九九〇年，陝西漢陽陵發現了二十多顆類似花生的植物種子，經西安文保中心鑒定，確認為花生。根據記載，到明末清初，中國沿海地區花生種植變得較為普遍，多次從南美洲引種花生品種。《慈黔縣誌》記載：「落花生，按縣境種最廣，近有一種自東洋至，粒較大，尤堅脆。」故現今廣泛種植者，應為從南美引進。反之，歐洲曾從中國引種花生，因此，歐洲部分地區仍稱之為「中國堅果」。剛果布朗氏在一八一八年的《剛果植物志》中稱：「花生是由中國傳入印度、錫蘭及馬來群島，爾後傳入非洲的。」

花生在中國的歷史上，有諸多記載。如歷代發生大面積饑荒導致朝代的更替，花生往往被用作救荒的重要作物。清朝時重視農業，番薯、玉米、花生等作物得到大力發展，在中國大面積種植，人口穩定提升至三億。直到近代，中國成為世界上重要的花生生產國之一，花生種植面積居全球第二，花生總產量、總消費量、總出口量均居全球首位。

花生是一百多種食品的重要原料。花生含蛋白質，油脂豐富，又有獨特的香味，根據它的特性，被製成了許多加工品。除可以榨油外，還可以炒、炸、煮食，製成花生糖、花生酥、花生醬、牛軋糖、花生豆漿、花生豆腐以及各種糖果、糕點等。除了花生仁，花生的殼還可以被用來加工製成醬油，花生不僅在經濟作物種植中佔有重要的地位，也是大眾生活中不可或缺的常用副食品。

營養成分

❶被人們譽為「長生果」的花生含有豐富營養素。中醫認為，花生有健脾養胃、潤肺化痰之功效。除了種子之外，根、枝葉、花生殼、花生衣及種子榨出之脂肪油都可供藥用。

❷花生的主要營養成分包括：八種人體必需胺基酸；人體組織中含量最高的磷脂——卵磷脂；油酸和亞麻油酸等不飽和脂肪酸；代謝脂肪與膽固醇必備的膽鹼；可防治各類癌症、心血管疾病及糖尿病的白藜蘆醇；可有效減輕前列腺增生的各種症狀的β-谷固醇；以及維他命B_1、維他命C、維他命E等。

❸花生是全球第三重要的植物蛋白來源，每一百克花生仁含蛋白質25克，是瘦豬肉的1.6倍，肥豬肉

的13倍，雞蛋的1.8倍。花生以極其豐富的蛋白質含量，享有「植物肉」、「素中葷」的美譽。食花生能使人有飽腹感，故民間有「常吃花生能養生，吃了花生不想葷」的說法。

❹花生是世界上第四大植物油來源，每年占全球植物油產出的14％。脂肪是花生的重要成分，約占花生的44％，是大豆的兩倍多，比油菜籽還高20％以上。

藥用功效

❶花生的功效主要有抗疲勞、抗衰老、抗氧化、抗壓、抗抑鬱，增強記憶力、增強抵抗力，降血脂、降膽固醇、降低心血管疾病風險以及防治糖尿病等。花生營養豐富、功效多樣，故被普遍用於日常食療保健中。但目前針對花生各類有效成分的研究較少，尚有許多營養成分及其功效值得進一步研究。

❷花生之所以有多種的功效並被用於常見疾病的預防和治療，與其所含的有效成分有直接關聯，例如：可以用於抗疲勞，與其含卵磷脂等有關；可抗氧化、抗衰老，因其含卵磷脂、油酸、白藜蘆醇等；可增強記憶力，與其含卵磷脂、亞麻油酸等有關；可降血脂、降膽固醇、降低心血管疾病風險，因其含卵磷脂、

油酸、亞麻油酸、白藜蘆醇、β-谷固醇等；可用於防治糖尿病及其併發症，與其含卵磷脂、油酸、亞麻油酸、白藜蘆醇等有關。

❸花生外面的棕紅色薄衣，是有效的止血藥。據藥理研究，它能抗纖維蛋白的溶解，有促進骨髓製造血小板的功能，縮短出血時間。還可能與提高血小板的量、改善血小板的質，加強微血管的收縮機能，改善凝血因子的缺陷等多種因素有關。從花生的紅衣中提取出的「輔血寧注射液」治療各種出血性疾病，有很好的效果。對血小板減少性紫斑、再生障礙性貧血的出血、血友病、類血友病、先天性遺傳性微血管擴張出血病、血小板無力出血症、消化道出血、肺結核咯血、泌尿道出血、齒齦滲血、流鼻血、外傷性滲血以及過敏性紫斑等症，不但有止血作用，而且對原發病有一定治療作用。花生衣中的成分兒茶素經現代研究證實能使血管收縮，多種動物實驗證明其能減低微血管通透性及脆性等。

❹《本草綱目拾遺》：「玉神庵尼清慧言：花生，人云服之生痰。有一大家婦咳嗽痰多，醫束手不治。庵尼云上勸服花生，每日食二三兩，漸覺稀少，不半年，服花生

二十餘斤，咳嗽與痰喘皆除，想亦從治之法也。童鹿俺言，花生本有滌痰之功，予家凡患咳嗽，止用生花生去殼膜，取淨肉沖湯服，咳嗽自安，豈非化痰之功，善於瓜蔞、貝母。世俗以火炒食，反能生痰。」

❺花生最常與紅棗配伍，另外常見的配伍還有紅豆、蜂蜜、豬腳、杏仁、蓬萊米、桂圓、芝麻、核桃、白果、百合、大蒜、桑葉、杏仁、黃豆等。用於補血的食療方中常使用紅棗、紅豆、桂圓的配伍；用於止咳平喘，常與蜂蜜、杏仁、百合、桑葉配伍；用於降血脂、血壓的，常使用花生殼或醋泡花生的做法；用於補益脾胃，常與蓬萊米配伍並煮成粥劑；用於通乳催乳，常與豬腳配伍；用於美顏、烏髮、防衰老，常與豬腳、紅棗、芝麻配伍；用於利水，常與赤小豆配伍。

用法

❶生花生

飯後服，治慢性胃炎。

❶花生米衣

每日分兩次沖服或煎服十二至十八克花生米衣，可健脾止血。現代研究證明其有直接的補血功效，可治療貧血、尿血等。

❸花生葉茶

花生全草（乾品）三十至四十五克，洗淨切段，水煎當茶飲。每日一劑，不拘時服。鎮靜安神、清熱降壓，適用於高血壓各個證型。涼血養陰，消瘀止血，適用於更年期症候群之心血虛證。亦可加赤小豆、蜂蜜，赤小豆增強補血之功，蜂蜜安神養心，三者合用，增強功效。

❹花生殼湯

花生殼一百二十克，水煎，每日一劑。可降低膽固醇。

❺花生湯

花生（去嘴尖），文火煎湯調服。治久咳，秋燥，小兒百日咳。《杏林醫學》

❻醋浸花生

生花生、醋各適量，用帶衣的生花生半碗，以好醋倒入碗內，浸泡七天。本品味甘，性辛，有清熱、降壓、止血及降低膽固醇的作用，適用於高血壓各個證型。每日早、晚各吃十粒，血壓下降後可隔數日再服。

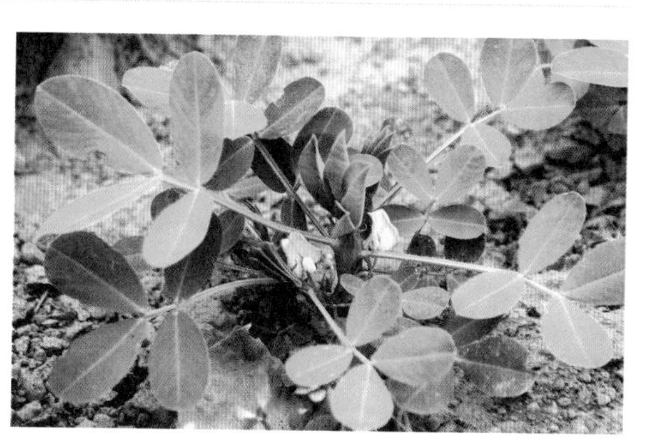

花生各部位性味、功效及用法比較表

部位	性味	功效	加工	用法及用量	古籍中的記載
花生（種子）	甘、平	健脾養胃，潤肺化痰。主治脾虛反胃，乳婦奶少，腳氣，肺燥咳嗽，大便燥結。	十月挖取果實，剝去果殼，取種子，曬乾。	內服：煎湯，三十至一百克。生研沖湯，每次十至十五克。炒熟或煮熟食，三十至六十克。	《滇南本草圖說》味甘、寒、無毒。《本草從新》辛甘而香。《本草求真》專入脾、肺。味甘而辛，體潤氣香，性平無毒。《滇南本草》炒用燥火行血，治一切腹內冷積肚疼。《本草備要》補肺潤肺。《本經逢原》能健脾胃，飲食難消運者宜之。《醫林纂要》和脾，醒酒，托痘毒。《藥性考》生研用下痰，炒熟用開胃醒脾，滑腸，乾咳者宜餐，滋燥潤火。《綱目拾遺》多食治反胃。
花生衣	甘、微苦、澀、平	止血，散瘀，消腫。	在加工油料或製作食品時收集紅色種皮，曬乾。	內服：煎湯，十至三十克	

花生油	甘、平	潤燥，滑腸，去積。主治蛔蟲性腸梗阻，胎衣不下，燙傷。	將花生粉碎、壓榨、過濾而成。	內服：烹調食用油。外用：塗抹	《綱目拾遺》甘、平，滑腸下積。《食物考》滑腸下積，膩膈痰生。
花生枝葉	甘、淡、平	清熱寧神。主治跌打損傷，癰腫瘡毒，失眠。	七至九月採收莖葉，鮮用或切碎曬乾。	內服：煎湯，三十至六十克	《滇南本草》治跌打損傷，敷傷處。《滇南本草圖說》治瘡毒。
花生殼	淡、澀、平	斂肺止咳。主治久咳氣喘，咳痰帶血。消積行滯。治高膽固醇，高血壓。	剝取花生時收集莢殼，曬乾。	內服：煎湯，十至三十克	
花生根	淡、平	祛風除溼，治關節痛。	九至十月挖取根部，鮮用或切碎曬乾。	內服：煎湯，十五至三十克	

❼花生各部位功效功用各有不同，除了花生種子健脾養胃，潤肺化痰的功效外，花生衣、花生油、花生枝葉、花生殼、花生根，都有其獨特的功用。花生油煉自花生種子，其性味與花生種子最為相似，有油脂潤燥，滑腸，去積的功效，又延有花生種子補益脾胃之功效，故還被用於治療十二指腸潰瘍的食療中；花生枝葉與花生根，取其形意，均有通絡、疏通的功效，故花生枝葉可用於跌打損傷，癰腫瘡毒，而花生根可用於祛風除溼，治關節痛；花生殼為花生種子之殼，作為殼類，其行氣之力更強，以斂肺止咳的功力見長；花生衣為花生種子之種皮，經現代研究證實，其有直接的補血止血的效果，被廣泛應用於食療中。

飲食宜忌

❶根據統計資料，新鮮花生最好連殼煮著吃，煮熟後的花生不僅容易消化吸收，而且可以充分利用花生殼和內層紅衣的醫療保健作用。花生紅衣能抑制纖維蛋白的溶解，促進血小板新生，加強微血管的收縮功能，可治療血小板減少和防治出血性疾病；花生殼有降低血壓、調節膽固醇的作用。

❷中醫認為，花生補中益氣，鹽水煮食養肺。最好搭配紅棗，能補脾益血、止血。對脾虛血少、貧血有一定療效，對女性尤為有益。花生與紅酒同食，有利於促進心血管暢通。

❸花生雖然營養豐富，但所含油脂和能量都較高，所以應注意適量食用，以免過食影響健康。

❹在食用花生之前，當首先仔細挑選，一旦發現發霉的花生，應丟棄。花生發霉後產生的黃麴毒素可通過挑選、淘洗、油炸等方法消除。因為黃麴毒素多存在於花生表面並微溶於水，使用淘洗法可以去除約80%的黃麴毒素，使用鹽水則效果更佳。另外，因為黃麴毒素易溶於油，使用油炸的烹調方法，既可以溶解花生表面的黃麴毒素，又可以達到高溫分解毒素的效果。除了傳統的烹飪手法，中國科學家還發現，中草藥華澄茄的揮發油對於抵抗、消除黃麴毒素有很好的作用。

不宜食用花生者

❶痛風患者

痛風是一種普林代謝紊亂所致的疾病，患者均有高尿酸血症。由於高脂飲食會減少尿酸排出，加重病情，所以痛風急性發作期應禁食花生，痛風休養期也宜依照營養師建議適量進食。

❷膽病或膽囊切除患者

花生含油脂多，消化時需要多耗膽汁，故膽病患者或膽囊切除者不宜食用。

❸胃潰瘍、慢性胃炎、慢性腸炎患者

此類患者多有慢性腹痛、腹瀉或消化不良等症狀，飲食上宜少量多餐、清淡少油。花生屬堅果類，蛋白質和脂肪的含量過高，很難消化吸收，此類患者應禁食。花生富含油脂，體寒溼滯及腸滑便泄者也不宜食。

❹減肥者

花生的熱量和脂肪含量都很高，吃一百克炒花生仁，會產生五百八十大卡的熱量。

❺糖尿病患者

糖尿病人需控制每日攝入的總能量，因此，每天使用炒菜油不能超過三十克。但十八粒花生就相當於十克油，能夠產生九十大卡的熱量。

❻高血脂症患者

飲食結構不合理是導致高血脂症的重要原因。因此，飲食治療的原則是限制熱量、減少飽和脂肪酸和膽固醇的攝入。花生是高脂肪、高熱量的食物，多吃會加重病情，導致冠心病等心腦血管疾病的發生。

❼血黏度高或有血栓者

花生會增進血凝，促進血栓形成。

❽消化不良者、腸滑便泄者

花生含有大量脂肪，腸

炎、痢疾等脾胃功能不良者食用後，會加重病情。

❾ 跌打瘀腫者

花生含一種促凝血因子。跌打損傷、血脈瘀滯者食用花生後，可能會使血瘀不散，加重腫痛症狀。

❿ 內熱上火者

因花生性燥，易加重口腔炎、舌炎、唇皰疹、鼻出血等。

⓫ 對花生過敏者

花生會引起極罕見的過敏症。花生過敏的症狀包括：血壓降低、面部和喉嚨腫脹，這些都會阻礙呼吸，嚴重者導致休克。

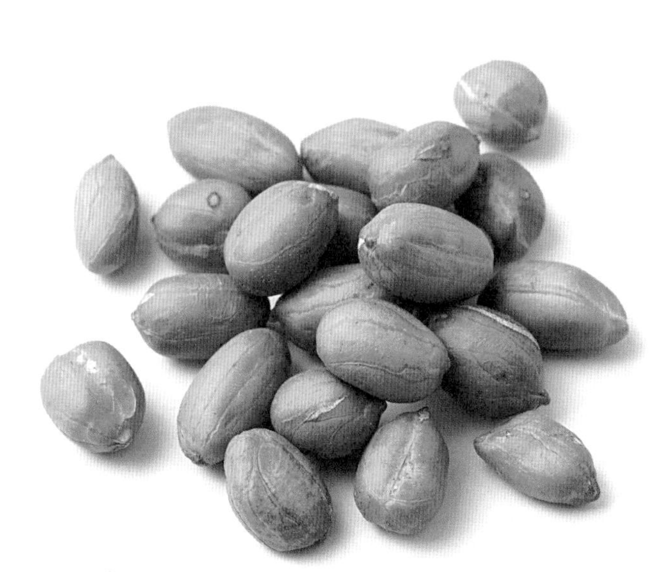

豆類小百科 22

豆芽

簡要介紹

豆芽主要是指黃豆和綠豆經水浸發而成的黃豆芽和綠豆芽兩種，自古以來就是大眾化的優質蔬菜。

《神農本草經》所載「大豆黃卷」即用黑豆浸敷發芽而成。《千金・食治》中載其具有「去黑痣」、「潤澤皮毛」等功效。綠豆芽入藥始見於明朝《本草綱目》，並載其有「解酒毒、熱毒，利三焦」之功效。

營養分析

豆芽的營養成分很豐富，它不僅包含未發芽的豆中所含有的蛋白質、脂肪、糖類、鈣、磷、鐵等營養成分，而且又增加了一些營養素，如乾豆中原本無維他命C，但經發芽後維他命C的含量則成倍增加。維他命C能促進血球的生成，有益改善貧血等病症，並能增加人體抵抗力，減少疾病感染的機會，對壞血病也有良好的防治作用。維他命C還可保持皮膚彈性，防止皺紋，經常食用豆芽，既能防治面部雀斑、黑斑，又可以使皮膚變得潔白細嫩，故豆芽是極佳的美容食品。此外，豆芽中的維他命C還能阻止致癌物質亞硝胺在體內的合成，降低體內亞硝胺的濃度，並能抑制某些病毒的致癌作用。其它各種維他命的含量也有了不同程度的增加，如胡蘿蔔素增加了二至三倍、維他命B_2增加了二至四倍、維他命B_{12}增加了十多倍等。

綠豆芽

性味歸經

味甘，性寒。歸心、胃經。

功效

具有清熱解毒的功效。

適用

平時有心胸煩悶或肝氣鬱滯者食之宜。清熱解毒、清熱通淋之力較綠豆為強，也適用於淋濁病症，

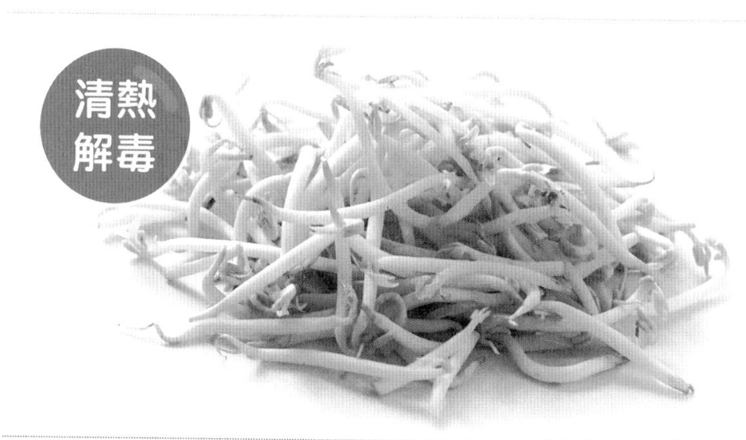

症見小便短少、次數多，小便時尿道灼熱疼痛。脾胃虛寒者不宜久食。

簡要介紹

綠豆芽為豆科植物綠豆的種子水浸後發出的嫩芽，又名豆芽菜。在寒冷地區冬季蔬菜淡季，豆芽菜可解決蔬菜難以生長、產量短少的問題。

飲食宜忌

1. 春季適宜多吃豆芽，取其升發之性。
2. 健美減肥之品。在烹調綠豆芽時可加少量的醋，以防止維他命C的破壞。

黃豆芽

性味歸經

味甘，性寒。入脾、胃、膀胱經。

功效

具有清熱健膚、退斑祛疣、祛脂降壓、通便、補血益氣、健腦明目等功效。

適用

貧血、牙齦出血、壞血病、舌炎、口角炎、尋常疣等病症，胃中積熱者、婦女妊娠高血壓者、肥胖者、便祕、痔瘡者宜食。

黃豆芽為黃豆浸水發芽所得。黃豆芽不但含有高品質的蛋白質，還富含維他命、鈣、鐵等。黃豆芽還含維他命E，可防止皮膚色素沉著，清除黑斑、黃褐斑。黃豆芽不僅可以降低血液中膽固醇的含量，保持血管彈性，防止動脈硬化，還具有保護皮膚和微血管、營養毛髮的作用。

飲食宜忌

❶ 黃豆芽芽苗長到三、四公釐時，營養價值最高。黃豆芽的食用方法也很多，可以汆燙後涼拌，也可以炒菜、煮湯，還可以用來涮火鍋、做配菜等。

❷ 烹調時間不要太久，以防維他命C被破壞。

❸ 素食的鮮味有「三霸」：蘑菇、竹筍和黃豆芽，讓素食料理更美味。

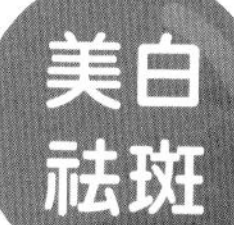

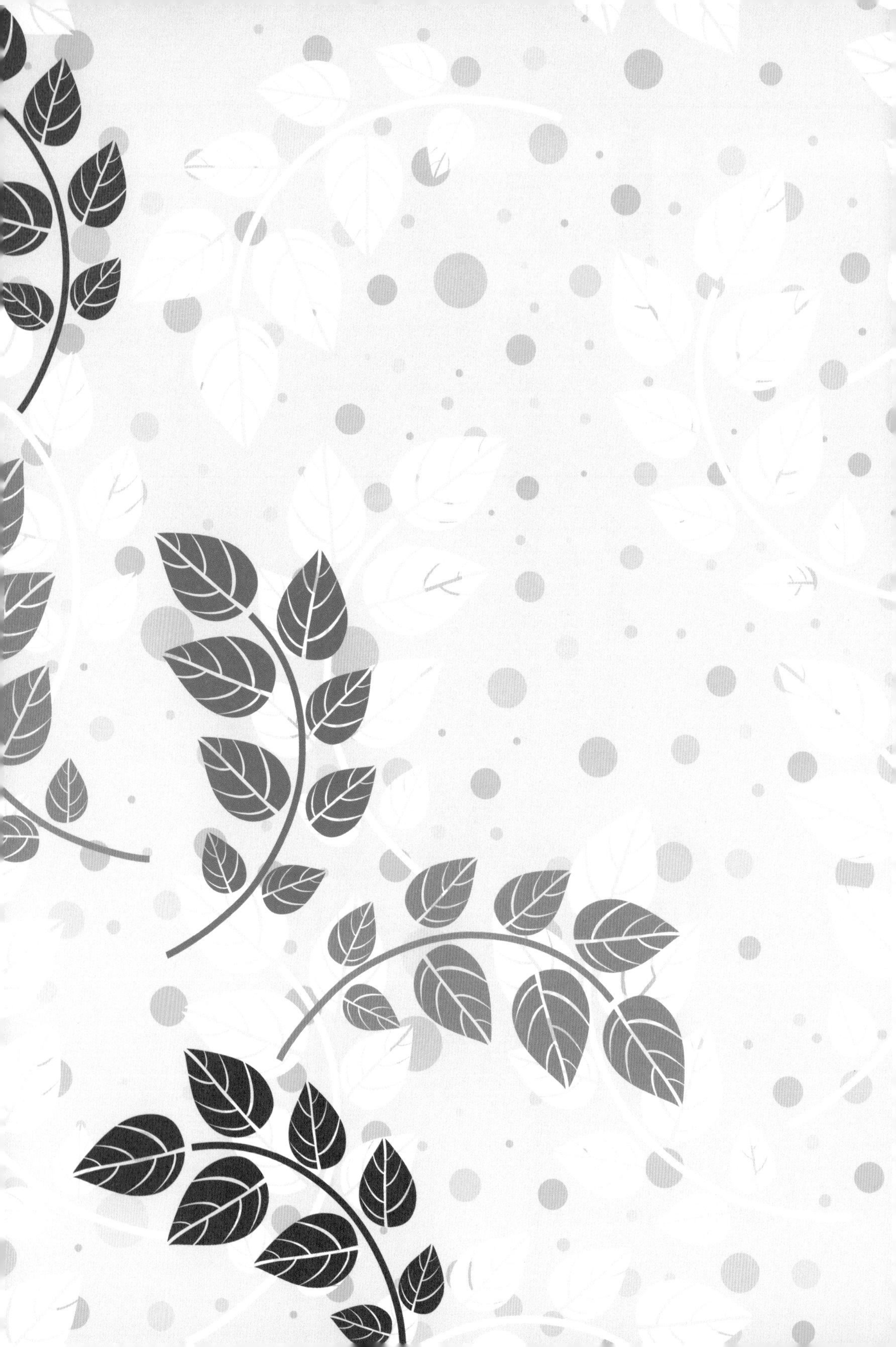

CHAPTER

3 常見疾病對症豆療方

中醫認為，豆類食物除了含有豐富的營養素之外，還具有許多藥用功效。以大豆為例，直接食用或適當配伍一些食藥，可用於治療多種疾病。

呼吸系統對症豆療方

對症豆療方 1

久咳氣短

花生甜杏泥

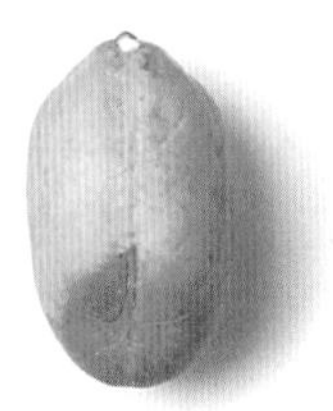

材料：

花生、甜杏仁各十五克，蜂蜜適量

做法：

❶ 將花生、甜杏仁搗爛成泥狀。每次取十克，加蜂蜜、開水沖服。

❷ 早飯前、晚飯後食用，可增強潤肺止咳之力。

功效：

適用於久咳氣短、乾咳少痰者。

對症豆療方2

潤肺止咳 花生粥

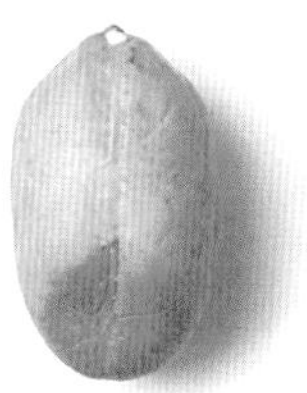

材料：

帶衣花生四十五克，蓬萊米一百克，冰糖適量。

做法：

❶ 花生洗淨搗碎，加蓬萊米同煮粥，熟時加入冰糖稍煮即可。

❷ 一日二次，七天為一療程。

功效：

❶ 花生性平味甘，能潤肺止咳、養血止血、健脾和胃。糯米性溫味甘，能補中益氣。兩者合用，共健脾和胃、補氣養血之功。適用於脾虛納差、貧血體衰、缺乳等病症。

❷ 加桑葉，可止咳平喘，潤腸通便。調治肺燥咳嗽、哮喘發作、百日

咳、大便祕結等病。

❸加桂圓、核桃、蓮子，增強扶正補虛、滋養調氣之功效。

慢性氣管炎

四仁雞子羹

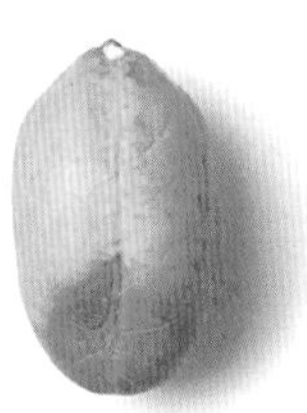

材料：

白果仁、甜杏仁各一百六十克，胡桃仁、花生仁各兩百克，雞蛋一個，冰糖適量。

做法：

❶將白果仁、甜杏仁、胡桃仁、花生仁共搗碎。

❷每日早晨取二十克，加水一小碗煮沸打入雞蛋一個，加入適量冰糖，

頓服，連服半年。

功效：

扶正固本、補腎潤肺、納氣平喘。對慢性氣管炎合併肺氣腫的老人最宜。白果仁味甘苦澀，性平，有小毒，能溫肺益氣，治痰嗽咳喘；胡桃仁甘平性溫，能潤燥化痰，平喘止咳，滋補強壯；甜杏仁甘溫，止咳補肺；花生甘平清肺；雞蛋甘平，滋陰潤燥，治煩熱燥咳。但大便滑瀉者不宜用此方。

消化系統對症豆療方

對症豆療方 4

久痢久瀉 蒸刀豆

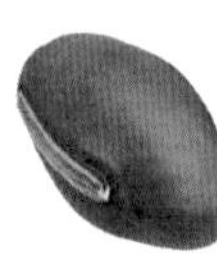

材料：
嫩刀豆一百二十克，砂糖適量。

做法：
嫩刀豆蒸熟，沾砂糖細細嚼食。

功效：
本方用刀豆補脾益胃。用於久痢、久瀉，飲食減少。

對症豆療方5

口乾舌燥

香椿拌豆腐

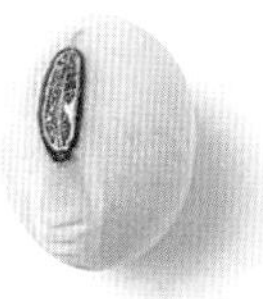
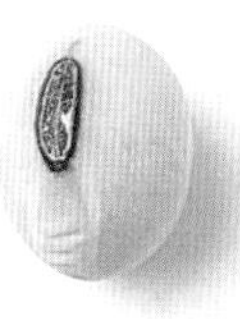

材料：

嫩豆腐兩百五十克，鮮香椿三十克（或醃過的罐頭香椿），香油十八克，鹽少許。

做法：

❶豆腐切片，放在盤中，撒上鹽，待片刻，濾去水。

❷鮮香椿在沸水中燙過，擠乾切末，撒在豆腐上面，再加香油即成。

功效：

本品具有清肺胃、生津液、利溼熱之功效。適用於胃火上壅、口乾燥渴、腹脹滿者，以及肺熱咳痰、痢疾等症。素體虛寒者少食。

對症豆療方6

腸胃不和

扁豆胡蘿蔔粥

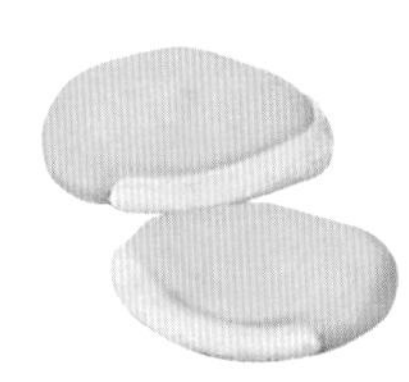

材料：

胡蘿蔔、白扁豆各六十克，蓬萊米一百克。

做法：

❶ 先將白扁豆水浸泡脹，胡蘿蔔洗淨切絲，蓬萊米淘洗乾淨。

❷ 將做法1材料放入鍋內，加水一千毫升，如常法煮粥，粥熟即可趁熱食用。

功效：

本粥具有健脾和胃、順氣消積的功效，適用於胃腸不和、食少嘔逆、慢性腹瀉等病症。

對症豆療方7

脾胃虛弱

白扁豆大米粥

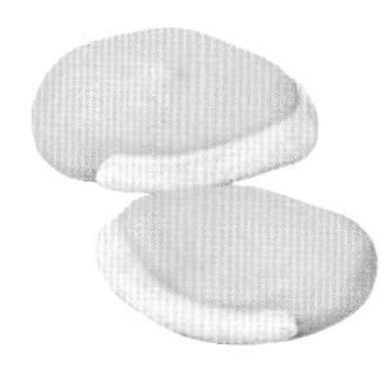

材料：

白扁豆二十五克、白米五十克。

做法：

❶ 白扁豆洗淨後泡八至十小時；白米洗淨，用清水泡一小時。

❷ 將做法1材料放入砂鍋中，加入適量清水，大火煮開，小火燉至扁豆熟軟即可。

功效：

白扁豆宜與蓬萊米煮粥，健脾之力更強，對脾胃素虛、食少便溏、夏季瀉痢或煩渴頗有效果，更為中老年人的長壽粥膳佳品。

對症豆療方 8

腹瀉 豌豆粥

材料：

豌豆一百克，二砂糖適量。

做法：

❶ 將豌豆用溫水浸泡，小火煮成粥。

❷ 加入二砂糖適量，做早餐或不拘時食之。

功效：

本品具有理脾益氣、祛溼利水、消腫通乳之功效。適用於因胃腸失和、脾失健運而引起的脘腹脹滿，面、肢輕度浮腫，時吐嘔逆，大便溏泄，小便不利等症。亦可用於婦女產後乳汁不下。

對症
豆療方
9

慢性胃炎
蠶豆炒香菇

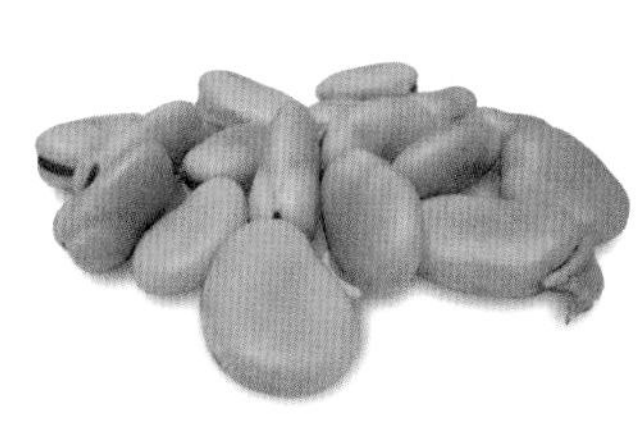

材料：

鮮蠶豆三百克，鮮香菇五朵，植物油適量。

做法：

❶ 將蠶豆洗淨，香菇切丁。

❷ 炒鍋中放適量植物油，燒熱後放入做法1材料，小火炒熟後，再加適量調味品炒勻即成。

功效：

可健脾益腎，適用於震顫麻痹症、慢性胃炎、慢性腎炎等病症。

對症
豆療方
10

乾煸四季豆

健脾胃、改善食慾

材料：

四季豆五百克，豬絞肉一百五十克，榨菜粒、蝦米、蔥花各一湯匙，薑末一茶匙，酒一湯匙，鹽1/4茶匙，糖一茶匙，醬油半湯匙，麻油半茶匙。

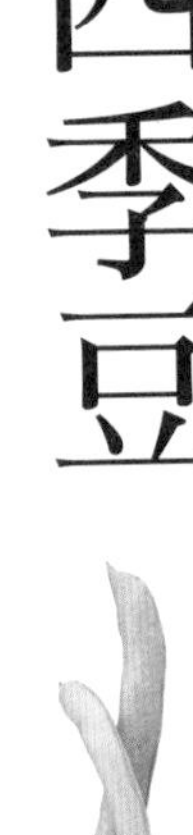

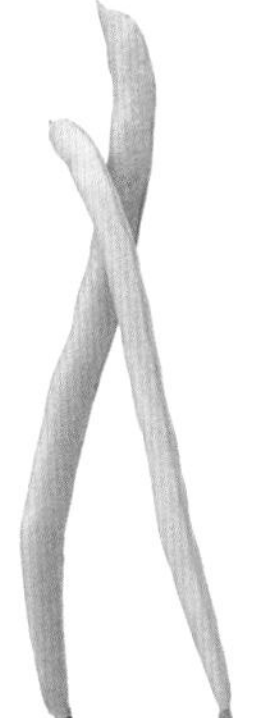

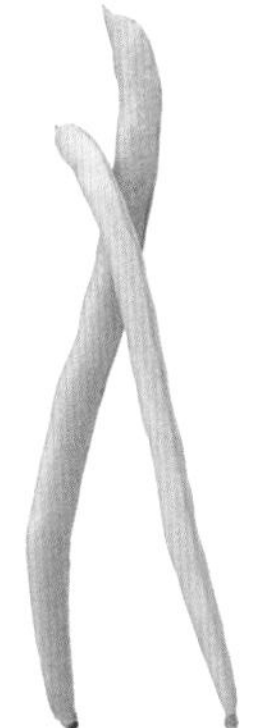

做法：

❶ 蝦米浸軟切碎。

❷ 四季豆撕去筋，洗淨滴乾水分，放入油鍋中炸片刻盛起，滴去油分。

❸ 燒熱鍋，下油兩湯匙爆香薑末，放入豬絞肉、蝦米及榨菜粒炒片刻，加入四季豆、酒，再加入調味料。

❹ 改中火至汁收乾，撒上蔥花，炒勻即可盛盤。

功效：

四季豆富含蛋白質和多種胺基酸，常食可健脾胃，增進食慾。

對症豆療方11

便祕 黃豆皮飲

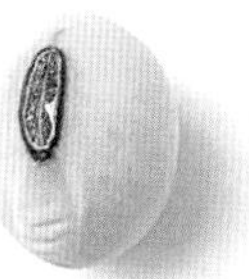

材料：

黃豆皮一百二十克。

做法：

將黃豆碾碎，取皮一百二十克，洗淨水煎，每日一劑，分三至四次服。

功效：

此飲具有下氣除熱、潤腸通便之功效，適用於便祕等病症。

對症豆療方12

止呃止嘔

刀豆生薑湯

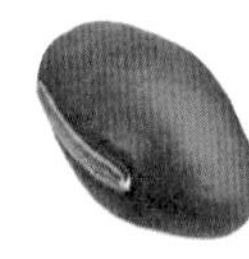

材料：

老刀豆三十克，生薑三片，二砂糖適量。

做法：

❶將刀豆、生薑洗淨，加水三百毫升，煮約十分鐘，去渣取湯汁，再加二砂糖，調勻即成。

❷每日二至三次，服飲湯汁。

功效：

此湯具有溫中降逆、止呃止嘔的功效，適用於虛寒性嘔吐、呃逆等病症。

對症豆療方13

消化不良 芸豆卷

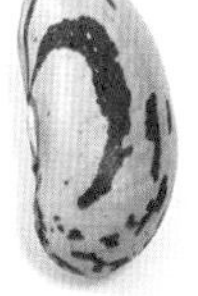

材料：

芸豆五百克，紅棗兩百五十克，二砂糖一百五十克，糖桂花適量。

做法：

❶ 芸豆以水泡發後，放在普通鍋或高壓鍋內，加水適量，煮至熟爛，待冷，放在潔淨的紗布裡揉搓成泥，備用。

❷ 紅棗洗淨，以水泡發後去核，煮熟爛，趁熱加入二砂糖和糖桂花，拌壓成泥待冷，備用。

❸ 把芸豆泥攤在案板上，用鏟或菜刀平抹為約一公分厚的長片，上面再攤抹一層棗泥，縱向卷起，再用刀與糕條垂直方向切成「回」形糕塊，整齊擺在盤中即可。

功效：

本品作法收錄於清宮食譜中，味、色、形、香俱美，有健脾利溼之功效。適用於脾胃虛弱、食慾呆滯、消化不良、便溏泄瀉，以及營養性水腫等症。

心血管系統對症豆療方

對症豆療方14

安撫心神

紅棗蓮子漿

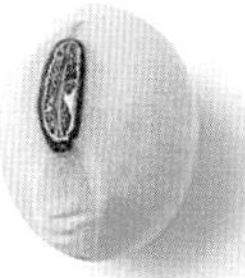

材料：

紅棗（去核）十五克，蓮子十五克，砂糖五十克，無糖豆漿一千毫升。

做法：

將紅棗泡水浸開、蓮子煮熟，和其他材料一起放入果汁機中攪打均勻即可。

功效：

滋陰益氣，養血安神，補脾胃，清熱解毒。

對症豆療方15

補血益氣

黑豆薏仁茶

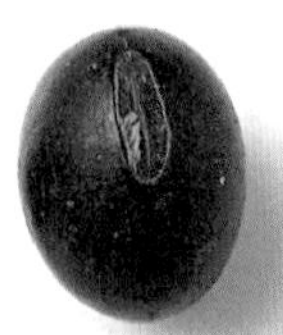
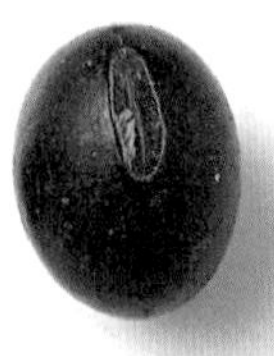

材料：

黑豆一百克，薏仁三十克，水七百毫升。

做法：

❶ 黑豆、薏仁分別洗淨，瀝乾水分。

❷ 鍋內注入水，加入黑豆、薏仁，大火煮沸後小火慢煮。茶材熟爛後，濾渣取汁飲用。

功效：

可補血益氣，改善面色。

對症豆療方16

補血補鐵

清炒翼豆

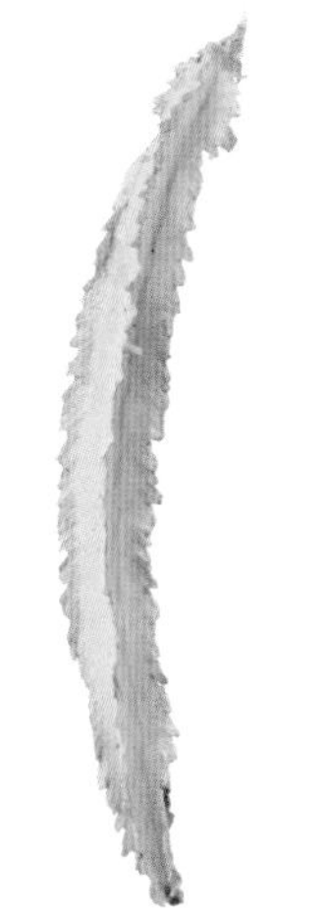

材料：

翼豆一百五十克，鹽五克，乾辣椒四根，蒜片五瓣。

做法：

❶ 辣椒切碎；將翼豆的頭尾去掉，斜切成薄片。

❷ 鍋中倒入清水，大火加熱，水沸後倒入半茶匙鹽和少許油，將翼豆倒入汆燙至熟，撈出後放入冷水中浸泡。

❸ 炒鍋燒熱後倒入油，放入辣椒和蒜片爆香；倒入翼豆煸炒半分鐘，加入鹽繼續炒半分鐘即可。

功效：

翼豆因為富含鐵質被稱為「補血」蔬菜，最適合素食者和需要補鐵者。

對症豆療方17

花生紅棗湯

補血養心

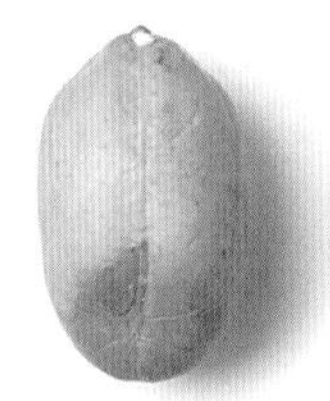

材料：

花生六十克、紅棗十五克。

做法：

❶將花生、紅棗洗淨，放入鍋內，加水適量。

❷將做法1以小火煮至紅棗熟爛即成。

功效：

❶健脾補血，養心健腦。

❷治療血虛之證，亦治過敏性紫斑、再生不良性貧血。花生、紅棗健脾養血，故可治多種出血疾病。

❸欲養心血者可以加入龍眼肉補益心脾。

❹欲調血病者可以選用帶衣花生，提高凝血機制。

❺欲治妊娠水腫、羊水過多症，加大蒜一枚。《福建藥物志》

❻欲改善面色蒼白者，加蜂蜜，煉製成蜜汁花生棗，借蜂蜜益氣之功，氣血兼補，使面色紅潤。

❼欲治腳氣者，加赤小豆，等分，煮湯，每日數回飲用。《現代實用中藥》

❽欲增強補血之效者，亦可加赤小豆，與花生衣、紅棗，共作「三紅湯」，共奏補脾生血之功。

❾欲豐胸者，加黃豆研粉製丸。

❿欲增強潤肺養胃、潤腸通便之功效，加銀耳煮羹。

泌尿系統對症豆療方

對症豆療方18

小便不利

黑豆消腫散

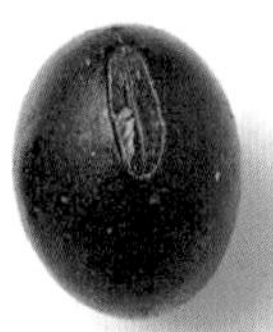

材料：

黑豆兩百五十克。

做法：

黑豆加水煮至水盡皮乾，研為細末。每次服6克，米飯送下。

功效：

本方以黑豆補脾利溼。用於脾虛（或營養不良）水腫，小便不利，體倦乏力。（《百一選方》）

對症豆療方19

老年腎虛 豇豆熗蝦米

材料：

嫩豇豆一百二十克，泡發的蝦米三十克，油、鹽、花椒粒、蔥絲、薑絲各適量。

做法：

❶豇豆切寸段，煮熟，再以冷水過涼，瀝乾水分，裝盤。

❷做法1的盤上再放蝦米、蔥絲、薑絲，澆上炸好的花椒油，略燜一下，再加入鹽調味，拌勻即成。

功效：

本品具有健脾胃、消積滯、補腎固澀的功效。適用於脾胃虛弱、食少脘脹者，以及遺精、帶下、老年腎虛等病症。

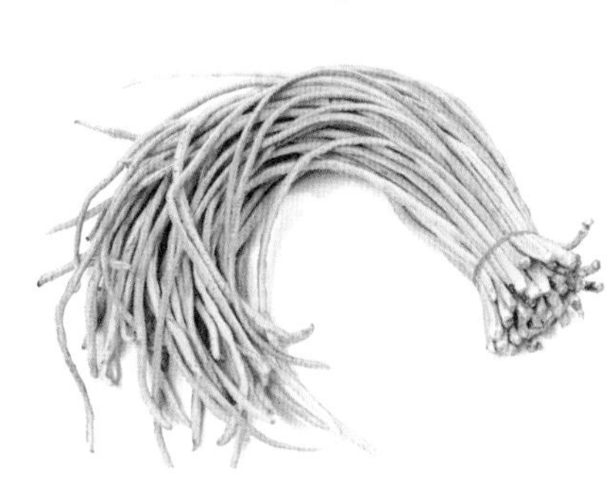

對症豆療方20

小便不利

炒綠豆芽

材料：新鮮綠豆芽適量。

做法：素油炒，拌以食鹽、調料少許，佐餐食用。

功效：解熱毒、利三焦，適合熱毒瘡瘍、小便赤熱不利者食用。

對症豆療方21

消水腫

赤小豆粥

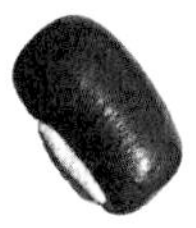

材料：

赤小豆三十克，白米十五克，砂糖適量。

做法：

先煮赤小豆至熟，再入白米作粥，加入砂糖調味，作早餐或夜宵食用。

功效：

除溼熱、消水腫、利小便，適用於溼熱蘊結而引起的腹脹、浮腫、小便不利，或腳氣、瘡癰腫毒等。

對症豆療方22

清熱解毒

西瓜皮炒青豆

材料：

西瓜皮兩百克，鮮青豆一百克，紅椒絲適量，鹽少許，油適量。

做法：

❶西瓜皮削去殘留的瓜瓤和翠綠外皮，只留白色部分，切成小丁，放入沸水中汆燙；青豆用水洗淨，放入沸水煮三分鐘去除豆腥味，撈出瀝水。

❷將炒鍋燒熱，放入油，放入西瓜皮以大火炒一分鐘，再放入青豆一起炒，撒上紅椒絲，以鹽調味，再炒二分鐘盛出。

功效：

取西瓜皮內層柔軟的部分，有清熱解暑、利尿、促進新陳代謝與加快傷口癒合的作用。青豆亦對瘡癰腫毒、外傷出血有所助益。

對症豆療方23

清熱利溼 紅豆薏仁粥

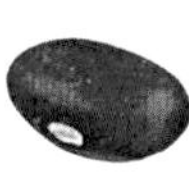

材料：

紅豆三十克，薏仁三十克。

做法：

以上二味加適量水煮至熟爛，早晚服用。

功效：

具有清熱利溼等功效。

婦科疾病對症豆療方

對症豆療方24

乳汁不下

赤小豆飲

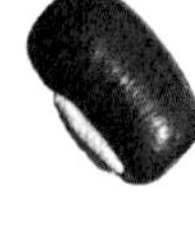

材料：

赤小豆兩百五十克。

做法：

每天早晚用赤小豆煮湯去豆，飲濃湯。連用三至五天。

功效：

利水消腫、通氣解毒、通乳汁，適用於因氣血虧虛、氣鬱奶結所致產後乳汁分泌過少等症。

對症豆療方25

帶下量多

扁豆山藥羹

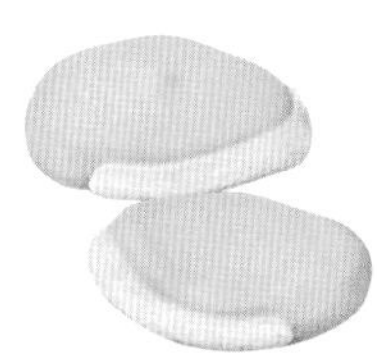
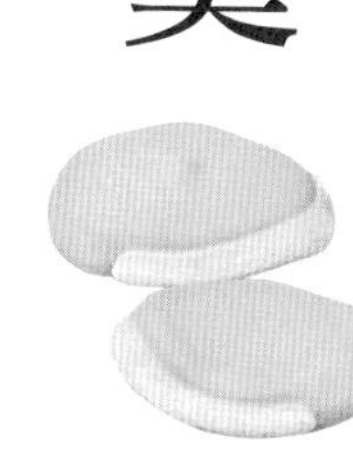

材料：

白扁豆一百克，二砂糖三十克，新鮮山藥五十克。

做法：

1. 先將白扁豆用水浸泡後，去皮。
2. 山藥去皮洗淨切小塊，與扁豆同入鍋中，加水一千毫升，大火將其煮沸，再用小火煮至豆爛熟，加二砂糖調勻即成。

功效：

此湯羹具有健脾、化溼、止帶之功效，適用於脾虛有溼、帶下量多等病症。

皮膚保養對症豆療方

對症豆療方26

養顏潤膚 芝麻蜂蜜豆漿

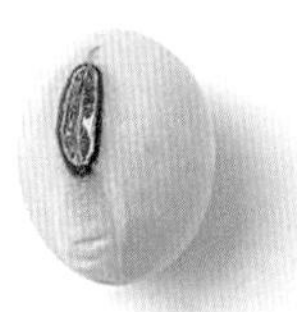

材料：無糖豆漿一千毫升，黑芝麻粉二十克，蜂蜜四十克。

做法：將豆漿加入黑芝麻粉與蜂蜜拌勻即可。

功效：養顏潤膚，烏髮養髮。

對症豆療方27

黃豆豬腳

補充膠原蛋白

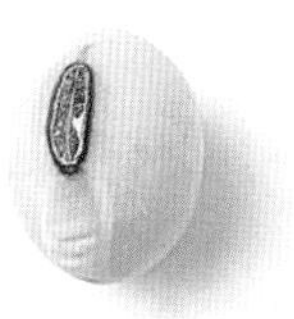

材料：

豬腳三個，黃豆一百克，薑片二十五克，五香粉、鹽、醬油、香油各適量。

做法：

❶ 用溫水將黃豆泡開。豬腳洗淨剁塊，放入滾水中氽燙。

❷ 砂鍋內放適量水，將薑、醬油、鹽、香油放入，水開後下黃豆、豬腳，大火燒開後以小火燉煮，煨盡湯汁後，撒五香粉拌勻即可。

功效：

黃豆和豬腳能補充大量的蛋白質，特別是膠原蛋白，還具有清熱補脾、養血通乳等功效。

對症豆療方28

止皮膚搔癢

清涼綠豆湯

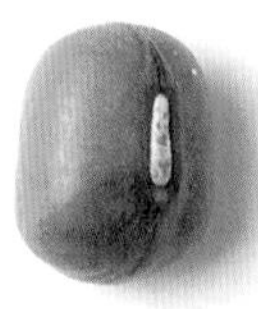

材料：

綠豆一百克，乾荷葉十五克，薄荷、甘草各少許，砂糖適量。

做法：

❶ 乾荷葉用紗布袋包紮後，與綠豆一起加水煮至豆酥。

❷ 甘草、薄荷加少許水煮沸即離火，瀝出汁水加入綠豆湯內，待涼食用。

功效：

清暑熱、消皮炎、止皮膚搔癢，用於預防夏天皮炎、痱子、小癤腫等症。

身體保健對症豆療方

對症豆療方29

增強免疫力
枸杞豆漿

材料：無糖豆漿一千毫升，枸杞十克。

做法：將枸杞浸水泡開，和無糖豆漿一起放入果汁機中攪打均勻即可。

功效：滋補肝腎，益精明目，增強免疫力。

對症豆療方30

暑溼感冒

綠豆竹葉粥

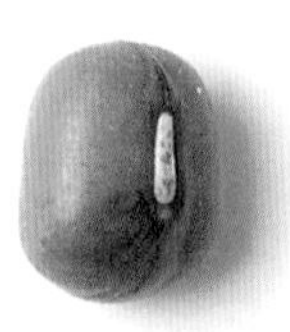

材料：

綠豆三十克，蓬萊米一百克，銀花露、鮮荷葉、鮮竹葉各十克，冰糖適量。

做法：

❶將鮮荷葉、鮮竹葉用清水洗淨，共煎取汁，去渣。

❷將綠豆、蓬萊米淘洗乾淨，放入鍋中煮粥，待沸後加入銀花露和藥汁，小火慢熬至粥熟，最後調入冰糖。溫熱服用，每日二次。

功效：

消暑化溼、發汗涼血，適用於暑溼感冒等症。

對症豆療方31

眼睛疲勞

黑豆枸杞粥

材料：

黑豆一百克，枸杞五克，紅棗五至十顆，料理米酒、薑汁、食鹽各適量。

做法：

❶將所有材料加水適量，以大火煮沸後，改用小火熬至黑豆爛熟，即可取湯飲用。

❷每日早晚服下，可長期飲用。也可以加入核桃粉一匙、牛奶十毫升、蜂蜜一匙。

功效：可改善眼睛疲勞。

對症豆療方32

骨質疏鬆

眉豆燉豬腳

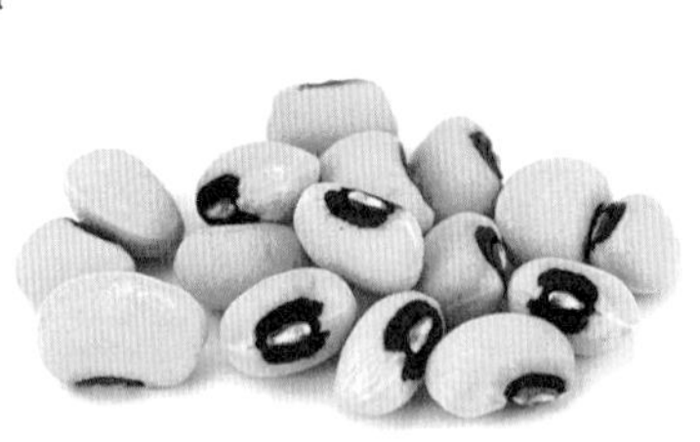

材料：

眉豆一百克，豬腳一隻（約五百克），花生五十克，紅棗十顆去核，薑一片，陳皮四分之一個。

做法：

❶花生、眉豆洗淨，用清水浸一小時取出；紅棗洗淨；豬腳剁塊，放入滾水中煮十分鐘，取出洗淨；陳皮用清水浸軟，刮去瓤洗淨。

❷陳皮、花生放入鍋內，加入清水煮滾，續加入豬腳、紅棗、眉豆、薑片煮滾，慢火燉煮三小時，放入鹽適量調味即可。

效用：

眉豆富含磷，具有促進成長及身體組織器官的修復，供給能量與活力，調節酸鹼平衡等作用。豬腳含鈣、鐵質，有助於生長發育和減緩骨質疏鬆。

對症豆療方33

清熱解渴 綠豆藕

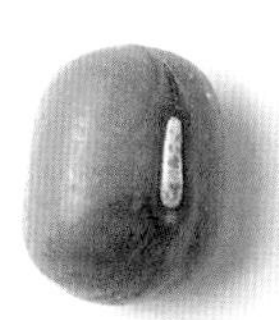

材料：粗壯肥藕一節，綠豆五十克，食鹽適量。

做法：

❶蓮藕去皮，沖洗乾淨備用。

❷綠豆用清水浸泡後取出，裝入藕孔內，放入鍋中，加清水燉至熟透，調以食鹽進食。

功效：清熱明目，適用於熱毒上攻、目赤疼痛、熱病煩渴、熱淋等症。

對症豆療方34

增強記憶力 清炒蠶豆

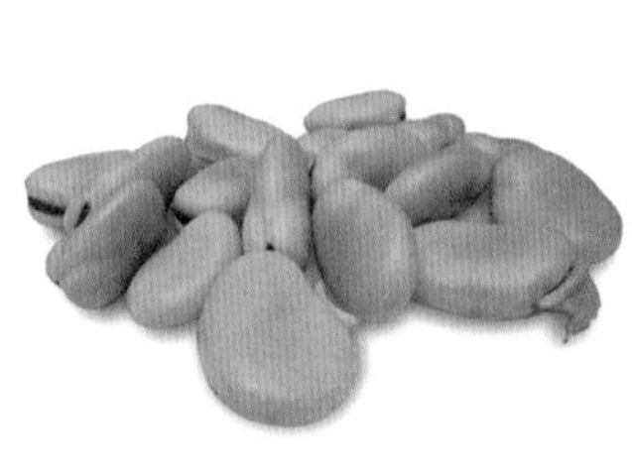

材料：

鮮蠶豆五百克，食用油適量，蔥花少許，糖、鹽各一小匙。

做法：

❶ 炒鍋中放油，將油燒至八分熱，放入蔥花爆香，將蠶豆下鍋以大火翻炒，使蠶豆充分受熱。

❷ 加水至蓋過蠶豆，加蓋燜煮。為保持蠶豆的青綠，嫩蠶豆燜的時間不必太長。

❸ 當蠶豆表皮裂開後加鹽。蠶豆燒熟後會有一些苦澀，可加入適量糖，調勻盛盤即可。

功效：

蠶豆中含有調節大腦和神經組織的重要成分，如鈣、鋅、錳、磷脂等，並含有豐富的膽鹼，有增強記憶力的健腦作用。

對症豆療方35

增強新陳代謝

清炒荷蘭豆

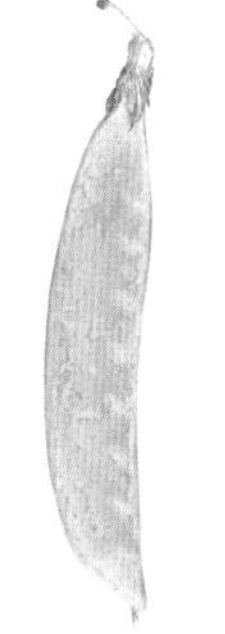

材料：

荷蘭豆三百克，紅辣椒、蔥、薑、蒜各適量。

做法：

❶ 荷蘭豆撕去筋，洗淨；放入滾水中汆燙，撈入冷水裡過涼；蔥、薑、蒜切末，紅辣椒切絲。

❷ 炒鍋裡放少許油燒熱，放蒜、薑爆香，放荷蘭豆翻炒，不用炒太長時間。

❸放蔥末和辣椒絲，適量鹽翻炒即可盛盤。

功效：

荷蘭豆對增強人體新陳代謝有十分重要的作用，並具有延緩衰老、美容保健的功能。

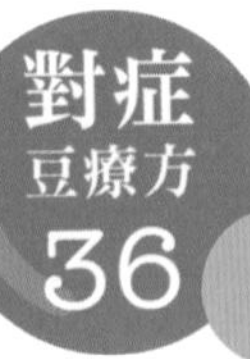

老年保健 花生補漿

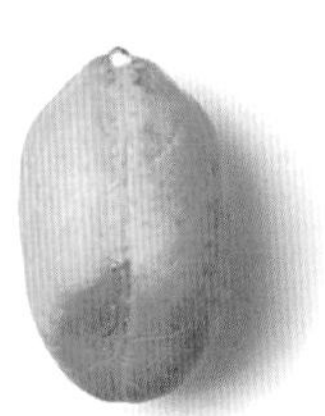

材料：

花生、甜杏仁、黃豆各十五克。

做法：

❶將花生、甜杏仁、黃豆裝入盆中，加水浸泡四小時。

❷用磨漿機將做法1研磨成稠漿，再用雙層紗布濾取漿液，倒入砂鍋

中煮熟即可。

❸亦可將這三種材料研為細末，臨用時加水煮熟。

❹每日一劑，可分次於早、晚時飲用，有健脾益胃、益氣養血、潤肺止咳、通便滑腸的功能。

功效：

適用於脾胃虛弱、氣血不足之神疲乏力、食慾減退、消化不良、大便祕結者，亦可用於中老年人的日常保健。

對症豆療方37

抗氧化防衰老

番茄紅腰豆沙拉

材料：

番茄、熟紅腰豆、乳酪、番茄醬、黑橄欖、熟雞蛋各適量。

做法：

❶ 紅腰豆放入沸水中汆燙，撈出待用；番茄切半圓片，黑橄欖切圈，熟雞蛋剝殼切片；將乳酪與番茄醬攪拌成醬。

❷ 盤中擺放番茄片、雞蛋，四周放上紅腰豆，淋上醬即可。

功效：

紅腰豆含豐富的抗氧化物、蛋白質、膳食纖維及鐵、鎂、磷等多種營養素，有補血、增強免疫力、幫助細胞修補及防衰老等功效。番茄富含鐵質、茄紅素，可改善貧血。

對症
豆療方
38

病後體虛

朱砂豆腐

材料：

熟鹹鴨蛋黃三十克（約兩個），豆腐兩百克，油三十克，太白粉水、鹽、胡椒粉各適量。

做法：

❶將熟鹹鴨蛋黃以湯匙碾碎；豆腐調細成泥。

❷炒鍋內放油，以小火燒至六七成熱時，將豆腐下鍋翻炒，再將鹽、胡椒、太白粉水放入，再輕炒幾下，隨即放入鹹鴨蛋黃，炒勻即成。

功效：

此菜具有補虛益臟之功效。適用於老年體弱、病後體虛未復，以及脾胃氣虛、身體羸瘦、精神不振、氣短乏力、胃納不馨等症。

對症豆療方39

延緩衰老

花生豬腳湯

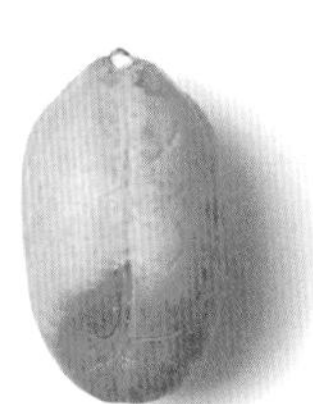

材料：

花生九十克，豬腳（前腿佳）一隻。

做法：

將所有材料洗淨，加水共燉服。

功效：

❶ 延緩衰老，維持神經系統正常功能，且對血小板減少性紫斑有預防作用。

❷ 常食令孕婦皮膚紅潤、富有彈性。

❸ 治乳汁少：花生養血滋潤，豬腳滋陰增乳。亦可加上香菇，為花生香菇豬腳湯，能益氣和血、補益通乳。

對症豆療方40

中暑乏力
五香毛豆

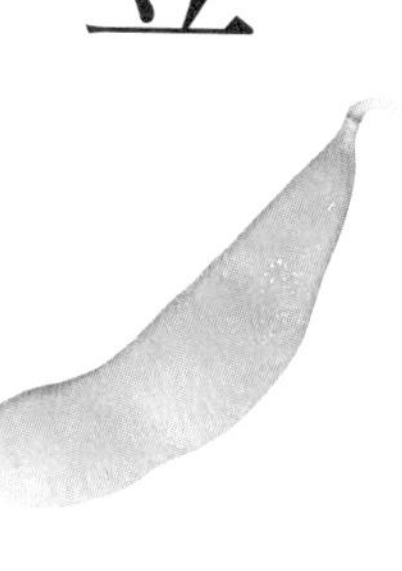

材料：

毛豆莢四百克，八角三粒，甘草五克，桂皮五克，鹽適量。

做法：

❶材料放進湯鍋中，加水一千兩百毫升，以大火煮開，轉中火續煮約三分鐘，關火撈出毛豆莢瀝乾水分。

❷將粗黑胡椒粉半茶匙、香油一大匙與做法1毛豆莢拌勻即可。

功效：

毛豆含豐富的鉀，適合夏季食用。能緩解炎熱天氣造成的疲乏無力，並預防因大量出汗、食慾不振造成的營養不良、中暑等狀況。

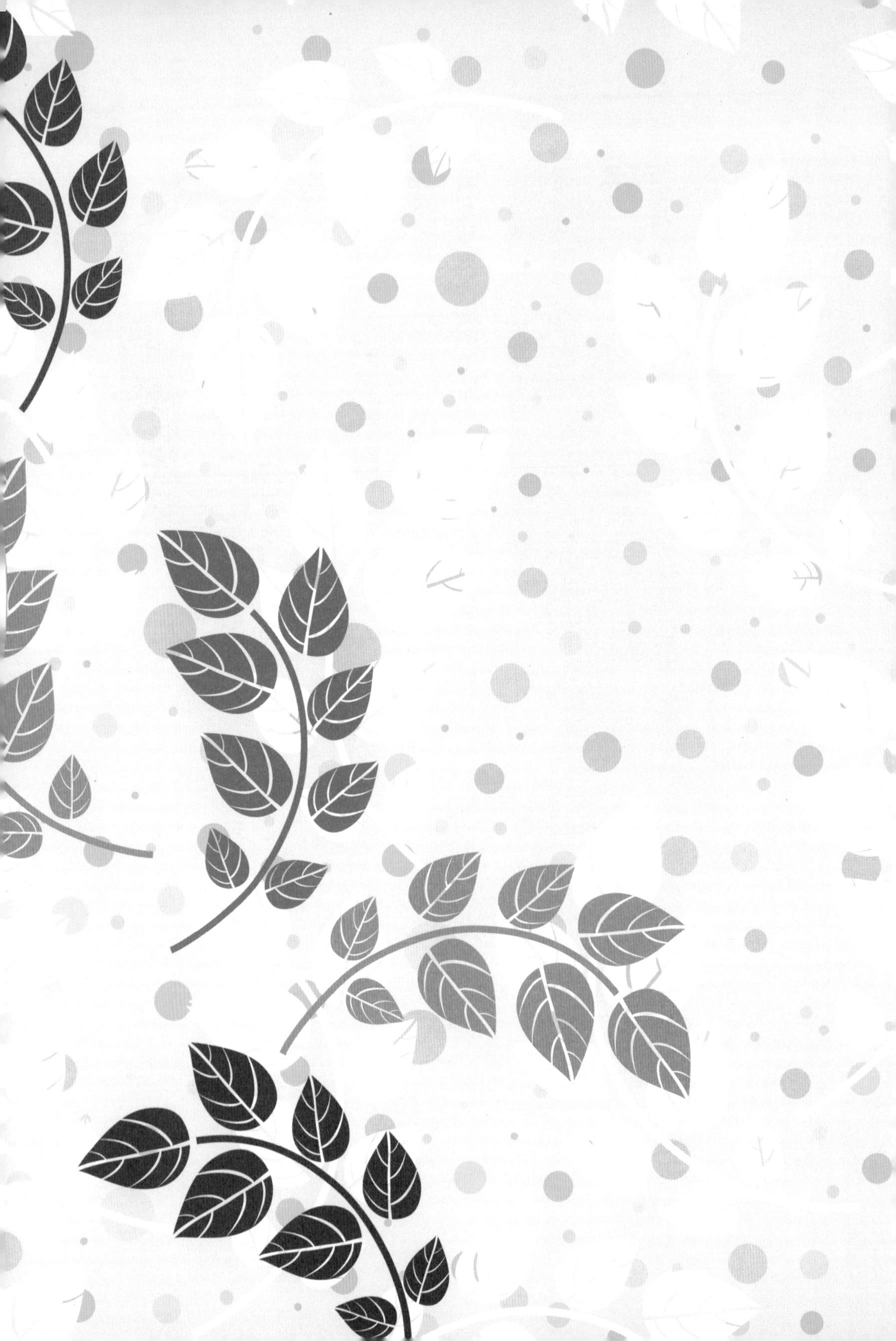

CHAPTER

4 豆製品美食家

豆製品是以各種豆類為原料，經由不同的加工手法，所製成的各種加工品，包含豆腐、豆干、豆花……等。豆製品不僅具有食藥功效，更可用於料理，風味十足。

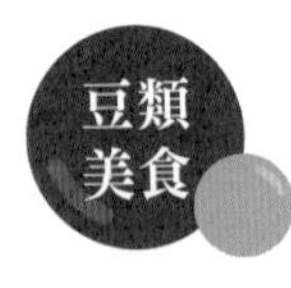

豐富的豆製品

各種豆製品的製作和料理應用展現了華人的智慧，也與華人的飲食習俗一脈相承。以大豆為例，入漢以前，大豆的主要食用方法是豆飯、豆粥、豆腐、豆花、豆羹等。中醫提倡「全面膳食」，米與豆類搭配煲粥是一種很好的方法。晉代富豪金谷園主石崇曾「為客作豆粥」。而「夏食綠豆粥」、「冬食臘八粥」，更是家喻戶曉。

醬也是一種發酵製品。在《周禮》中就有記載，當時已能製多種的醬，故稱為「百醬」。由於醬的食用和製成豆醬、豆豉、醬油等製品，人們也發現了它的治療作用，如用豆豉作健胃解毒劑等。

大豆是千變萬化的，乾時呈圓形，漲發之後則為長圓，搓洗後可分為豆皮和豆瓣，水磨後則為漿，少點石膏可做成豆腐花，多點石膏，經擠壓可做成豆腐。在廣東深圳西貝餐廳有一道「石磨豆腐」的菜，其實就是剛做好的、熱氣騰騰的豆腐，吃時沾豆瓣醬。這道菜沒有進行任何複雜的烹調，也沒有添加奇特的配料，卻頗受歡迎。

豆類食物還可以與其它食藥燴煮，成為極佳的進補菜品。例如黃豆首烏燴豬肝，具有益氣健脾、補腎益精血的功效。

豆類美食

豆腐

性味歸經：味甘，性涼。入脾、胃、大腸經。

功效：具有生津潤燥、清熱解毒、催乳等功效。

適用：肺熱痰黃、咽痛、胃熱口臭、便祕者。

豆腐為豆漿用鹽鹵或石膏後，凝成豆腐花，再用布包裹，濾去部分水分即成。豆腐又可分為板豆腐和嫩豆腐。板豆腐硬度較大，韌性較強，含水量較低；嫩豆腐質地細膩，富有彈性，含水量大。豆腐細嫩柔軟、風味清淡、物美價廉，可用做多種菜餚，不但味道鮮美，而且含有豐富的營養，也很容易被胃腸吸收，是老幼皆宜的補益食療佳品。

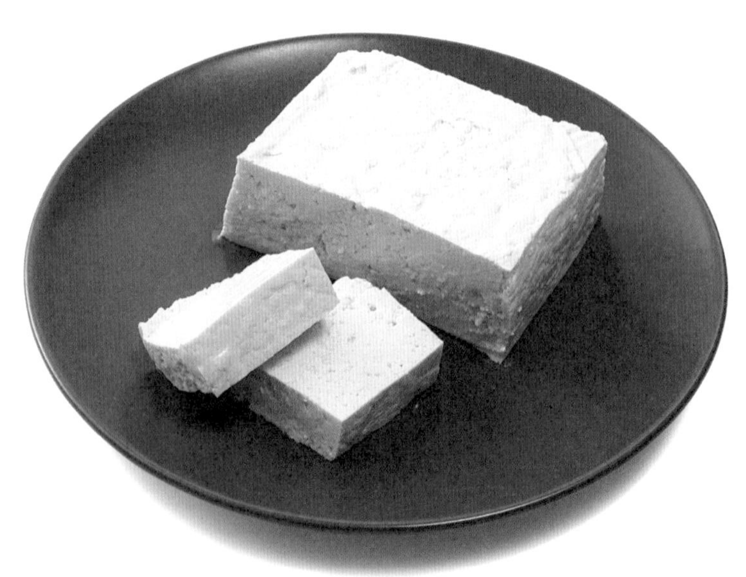

營養分析

豆腐比豆漿更易消化，其蛋白質的消化率在95%左右，比豆漿以外其它豆製品均高。用石膏和鹽鹵還能增加豆腐中鈣、鎂的含量。鈣質對小兒骨骼與牙齒生長有好處；鎂則對心肌有保護作用，有利於冠心病患者。常吃豆腐有降低血脂、預防心血管疾病的作用。此外，豆腐還含有半胱胺酸，能夠加速酒精在身體中的代謝，保護肝臟，減少酒精對肝臟的毒害作用。豆腐對於調整胃腸功能甚佳，胃腸經常調整清理，大小便自然正常，令肌膚潤澤。

用法

豆腐熟食能補脾益胃，益氣和中，寬腸下氣，潤燥催乳。凡病後體虛、脾胃虛弱、老年體衰、產後乳少、氣短食少者常食之，可強壯身體、調和脾胃、增進食慾、改善病症。豆腐生食，能清肺止咳、清熱解毒、益胃生津。適用於胃火上炎、口乾燥渴、胃熱口臭、腹脹滿、便祕，或肺熱咳嗽、痰多等症。

飲食宜忌

大病後，或發熱、胃腸病方癒，忌葷食和一切不易消化的食品時，宜吃豆腐料理（如砂鍋豆腐、番茄燒豆腐）。因豆腐不僅含有豐富的蛋白質、礦物質，而且極易消化，故對病後調養最為有益。

豆類美食

凍豆腐

跟豆腐相比，凍豆腐經過冷凍，雖然形態和顏色變了，但是營養成分並沒有變，還具有入味快、熱量少、消化率高等特點。研究顯示，凍豆腐易於消化。整粒大豆的消化率為65%，豆漿為85%，而凍豆腐為95%。

新鮮的豆腐經過冷凍之後，會產生一種酸性物質，這種酸性物質能夠破壞人體內積存的脂肪，故吃凍豆腐有助減肥。

凍豆腐的做法：

❶把切好的豆腐冷水下鍋，並放半茶匙鹽，能使豆腐更加緊實，待水煮開後，繼續煮一分鐘，將豆腐撈出。

❷將撈出的豆腐放入冷水中，充分過涼後撈出瀝乾，一塊塊放進保鮮袋裡。一定要攤開放整齊。封好保鮮袋，將豆腐放入冷凍庫冷凍即可。

❸要料理前將凍豆腐從冷凍庫中拿出，隔著保鮮袋放入冷水中，解凍約二十分鐘即可。

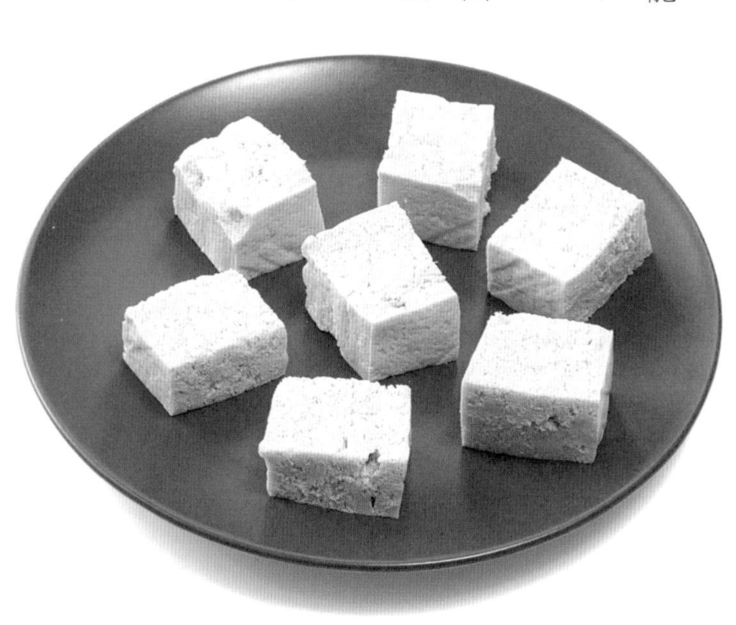

豆類美食

油豆腐

油豆腐也叫油泡，是豆腐的炸製食品，其色澤金黃，內如絲肉，細緻綿空，富有彈性。是經過磨漿、壓坯、油炸等多道工序製作而成。既可作蒸、炒、燉之主菜，又可作為各種肉食的配料，是葷宴素席兼用的佳品。

油豆腐富含脂肪、維他命E、優質蛋白、不飽和脂肪酸及磷脂等，鐵、鈣的含量也很高。不過，相對於其它豆製品，油豆腐較不易消化，胃腸功能較弱的人慎食。

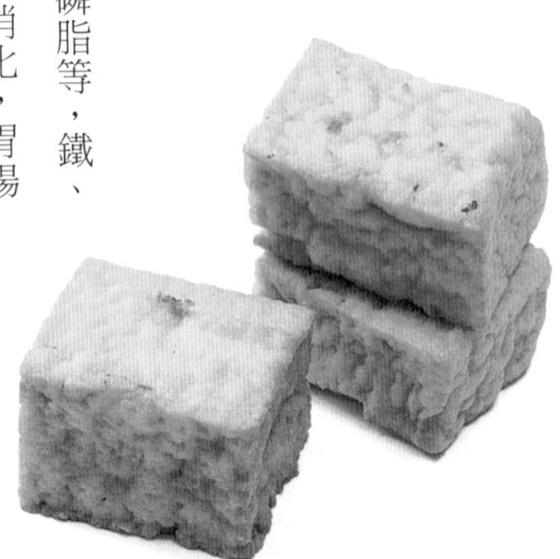

豆類美食

豆干

豆干是一種歷史悠久的民間小吃，也是豆腐乾的簡稱，是用大豆摻以其它原料做成的，特點是外皮柔韌，內肉嫩滑。烹調豆干的方法主要有煎、炒、炸三種。

豆干中含有豐富蛋白質，且屬完全蛋白，不僅含有人體必需的八種胺基酸，其比例也接近人體需要。豆干中的鈣含量在豆製品中出類拔萃，可促進骨骼發育，對小兒、老人的骨骼生長和強健極為有利。

豆類美食

豆腐皮

豆腐皮為豆腐漿煮沸後漿面所凝結之薄膜，有濃郁豆香味。在中國江南地區將其製成薄膜狀，稱豆腐衣，也稱油皮，可包肉泥（用來代替麵皮）。

豆腐皮中含有豐富的蛋白質、脂肪、碳水化合物，這三大營養素的含量均超過豆腐。另外，它所含的鈣、鐵也比豆腐多，但磷的含量低於豆腐。運動前後吃，可迅速補充能量，並提供肌肉生長所需的蛋白質。兒童食用能促進身體生長和智力發育；老年人食用可延年益壽；產婦食用既能快速恢復身體健康，又能增加乳汁。

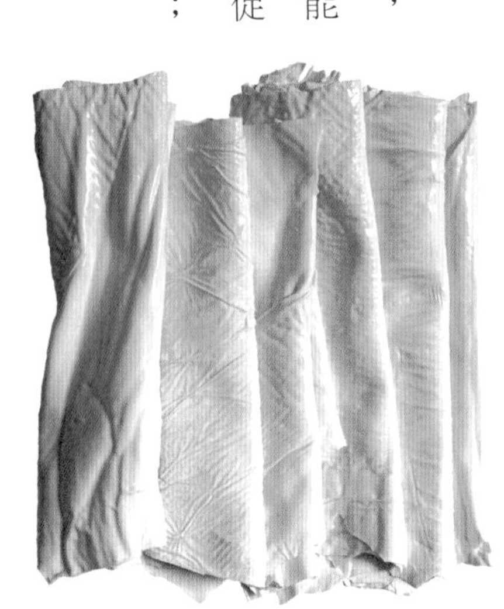

豆類美食

豆腐絲

豆腐絲曾是上貢皇家的食品，也叫雲絲，是半脫水製品，屬於豆腐的衍生食品。優質豆腐絲呈均勻一致的白色或淡黃色，有光澤，富有韌性，軟硬適度，薄厚度均勻一致，不黏手，無雜質，具有豆腐絲固有的清香味，多涼拌食用。

江蘇揚州名食「乾絲」又名「大煮乾絲」，是以豆腐乾絲、熟雞絲為主要食材的家常菜，屬淮揚菜，口味鮮美，營養豐富。

豆類美食

腐竹

腐竹也是豆腐漿煮沸後漿面所凝結之薄膜，不過不是製成豆腐皮，而是抽成竹杆狀，稱腐竹。腐竹在口感上比豆腐皮更有嚼勁，適合用於炒菜、燉菜和火鍋等烹調方式。營養成分和保健作用與豆腐皮基本上相同。

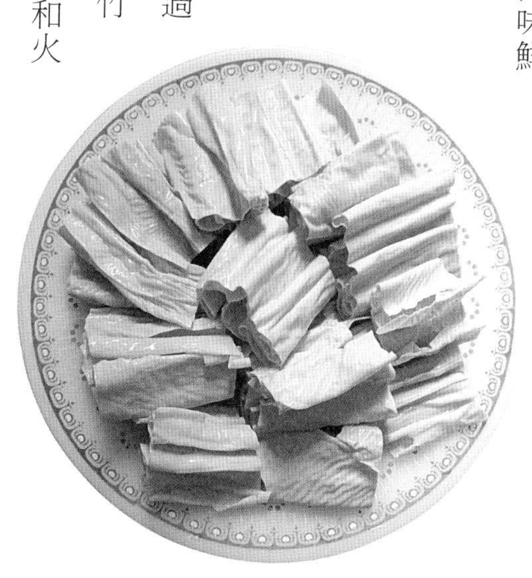

豆類美食

豆渣

豆渣是製豆腐或豆漿時，濾去漿汁後所剩下的渣。豆渣含有大量的鈣。一百克豆渣中含有100毫克鈣，幾乎與牛奶的含鈣量相等。豆渣中的鈣又有極易被人體吸收利用的特點，是人們補鈣最價廉、最易得的佳品。

此外，豆渣中的纖維素能吸附食物中的糖分，減少小腸壁對葡萄糖的吸收，因此，常吃豆渣能預防和輔助治療糖尿病。

近年來，美國科學家發現，豆渣中含有抗癌物質皂苷，經常吃豆渣，還可以大大降低乳腺癌、前列腺癌、胰腺癌及大腸癌等發病的危險。總之，豆渣具有高膳食纖維、高粗蛋白、低脂肪、低熱量的特點，肥胖者吃後不僅有飽腹感，而且熱量比其它食物低，有助於減肥。

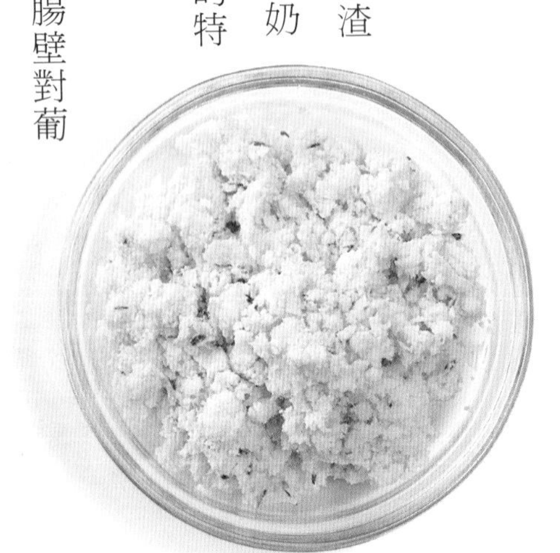

豆類美食

喳咋

喳咋是葡文，源自澳門地區。最初是因兵房裡士兵貪圖方便，將各種豆子共煮一爐煲成糖水當午餐吃。後來流傳出去，阿婆們在街邊賣起此種糖水，故又稱阿婆粥。最初的喳咋是以各種豆類（一般是綠豆、紅豆、眉豆、紅腰豆、芸豆、豇豆、黑豆、黃豆等）為主，後來還加入芋頭和西谷米，集多種材料所煮成。現在喳咋還會加入黑糯米，一碗喳咋的材料之多，有如八寶粥一樣，香甜味美卻又令人有飽足感。

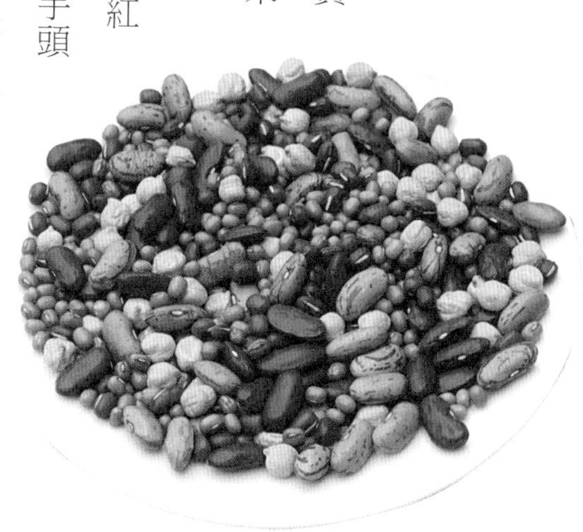

豆類美食

豆花

豆花是華人地區古老的傳統食物，各地吃法皆有不同，主要分鹹、甜兩種食法。台灣人多偏愛甜豆花，有些地方還有「山泉水豆花」，意為用當地的山泉水製作的豆花。山泉水含有豐富礦物質，所以製出來的豆花特別香滑。山泉水豆花的名稱，隱隱又透著對當地好山好水的自豪感。

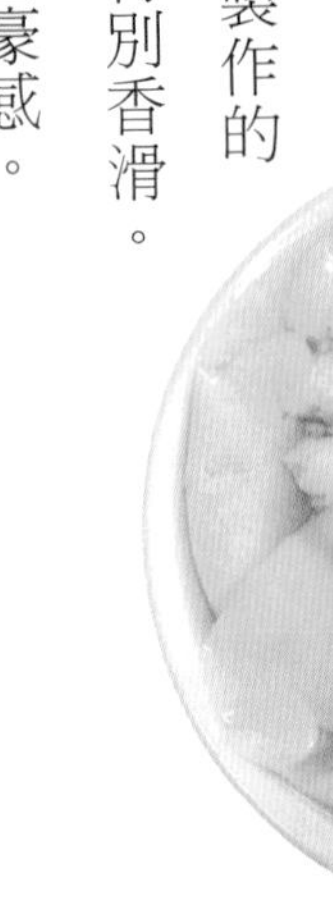

豆類美食

紅豆沙

紅豆沙是香港特色甜品之一。起源於香港冰室及茶餐廳的飲品紅豆冰，便是從紅豆沙演變而來。紅豆沙是將紅豆、陳皮、片糖及水混合，煮至有沙狀口感，通常為熱食。

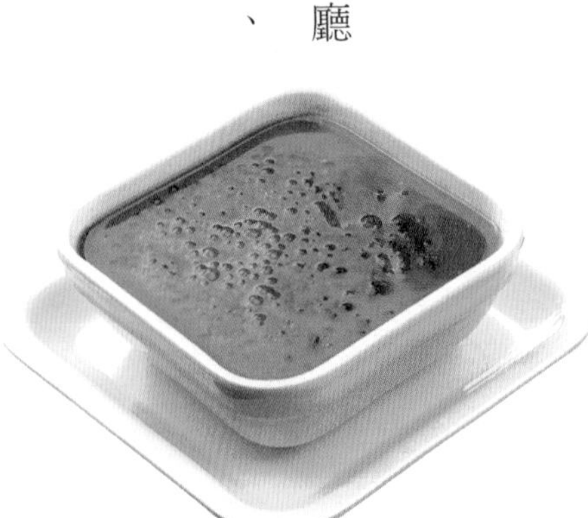

由於成本低廉，因此香港酒樓晚飯後附送的甜品通常多是紅豆沙。蓮子百合紅豆沙也是婚宴熱門甜品，取意「百年好合」。價格不菲的酒席，最值錢的菜色往往都是一道看似簡單的陳皮紅豆沙，因為年份久遠的上等陳皮價格很貴。

豆類美食

綠豆沙

選用顏色新鮮、品質優良的綠豆為主要原料，配上糖、奶粉、蛋黃、黃油、鹽等製成，以其香滑清甜、清熱解暑的風味而別具一格。

自製綠豆沙，用綠豆為主要原料，再加入適量的香草、陳皮，以適當的火候熬煮，將綠豆煲至起「沙」，去「衣」（脫殼）而成。佐以砂糖、黃糖調味。

豆類美食

豆醬

醬是以豆類、小麥粉、水果、肉類或魚蝦等物為主要原料，加工而成的糊狀調味品。華人常見的調味醬分為以小麥粉為主要原料的甜麵醬和以豆類為主要原料的豆瓣醬兩大類。隨著製醬工藝的進步，後來製醬之法也用於烹製其它非佐料菜餚，逐漸發展出一種烹調菜餚的方法，即醬法。

在存放醬時，時間長了表面便會出現一層汁液，後來，人們發現這種汁味道更好，便改進製醬工藝，專門來生產這種汁，這就是最早的醬油。

豆類美食

豉油（醬油）

豉油在粵語中是醬油的意思，是中式料理中不可缺少的重要佐料。把醬油稱為「豉油」，更突出了它以豆為主要原料的特性。

豉油含有多種維他命和礦物質，適度攝取可降低人體膽固醇，降低心血管疾病的發病率，並能減少自由基對人體的損害。

在香港，豉油一般有老抽和生抽兩種：生抽較鹹，用於提鮮；老抽較淡，用於提色。在台灣，多分為清醬油與醬油膏，清醬油通常偏鹹，可用於各式料理，炒、滷、沾、煮等。醬油膏通常偏甜，較少用於烹煮過程，而是用來當沾醬，醬油膏呈膏狀，比一般醬油濃稠。

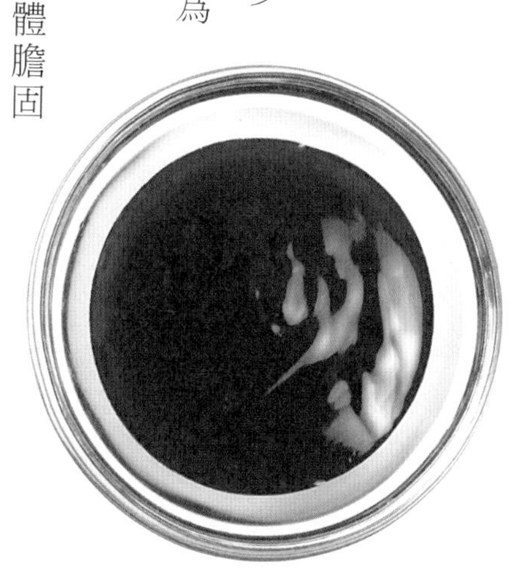

豆類美食

豆豉

豆豉為成熟大豆的發酵加工品，有香豉、淡豉、鹹豉之分。治病多用淡豆豉。

淡豆豉味辛、甘、微苦，性寒；入肺、胃經；具有解表除煩、宣鬱解毒等功效；適用於外感表證，寒熱頭痛、心煩、胸悶、虛煩不眠等病症。凡有心胸煩悶、肝鬱氣滯者宜常食，風寒感冒者忌用。

張仲景在《傷寒論》中運用豆豉（醬）於臨床治療的有「梔子豉湯」和「梔子甘草豉湯」，以治療虛煩不眠、胸中煩悶等症，有很好的效果。

李時珍在《本草綱目》中不但指明豆豉的多種功效，還對豆豉與其它藥物配伍作用有詳盡介紹：「黑豆性平，作豉則溫，故能升能散，得葱發汗，得鹽能吐，得酒則治風，得薤則治痢，得蒜則止血，炒熟又能止汗。」

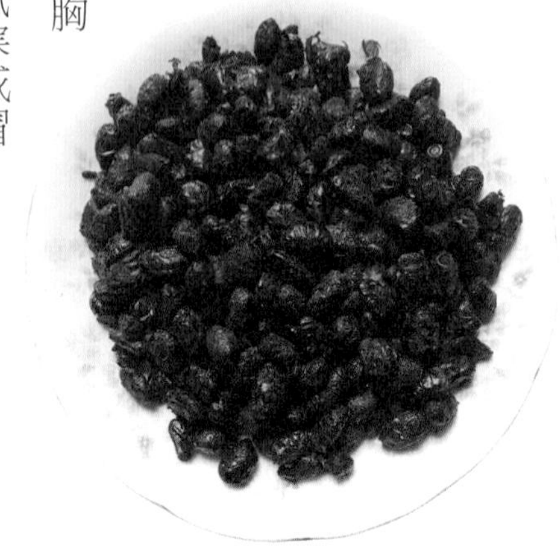

豆豉在國際上被稱為「營養豆」，因具有預防血栓、改善胃腸功能等功效，又稱之為老人的「黃金豆」。

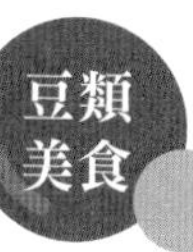

腐乳

腐乳是由豆腐醃製而成，又名乳腐。以紅麴製的為紅腐乳，以酒糟製的為糟腐乳，以鹽鹵製的為臭腐乳。尚有辣腐乳、玫瑰腐乳等。

中醫認為，腐乳味甘，性平；入胃、脾經；具有養胃調中、醒脾開胃之功效。適用於病中、病後、脾胃虛弱、納食不香等症。多食腐乳、搭配白粥，開胃醒脾，能助胃氣，使消化功能早日恢復。

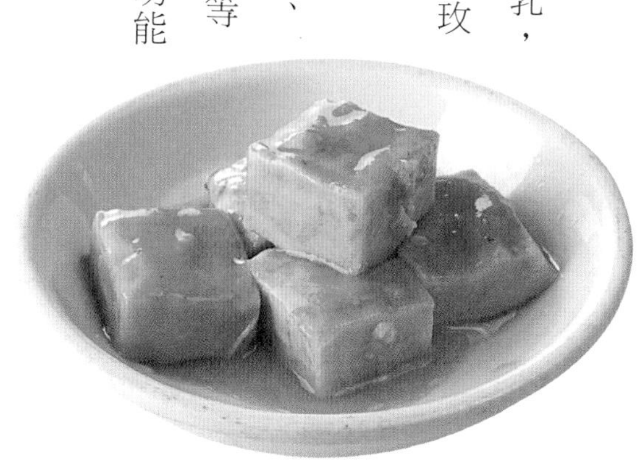

附表一　常用豆類營養成分比較

豆類	熱量（kcal）	粗蛋白（g）	粗脂肪（g）	碳水化合物（g）	膳食纖維（g）	維生素A（RE）	維生素B_1（mg）	維生素B_2（mg）	維生素C（mg）	鉀（mg）	鈣（mg）	鎂（mg）	鐵（mg）	鋅（mg）
黃豆	384	35.9	15.1	32.7	15.8	0	0.71	0.17	0	1763	217	219	5.7	2
黑豆	371	34.6	11.6	37.7	18.2	341.4	0.65	0.18	0	1639	178	231	4.3	1.5
綠豆	342	23.4	0.9	62.2	11.5	9.5	0.76	0.11	14.3	398	141	162	6.4	2.7
紅豆	332	22.4	0.6	61.3	12.3	0	0.43	0.1	2.4	988	115	177	9.8	3.8
毛豆	125	14	3.1	12.5	4.9	17.5	0.34	0.09	16	620	38	63	2.5	1.8
豌豆	167	12.1	0.5	30.6	8.6	39.2	0.07	0.06	1	400	44	69	2.5	1.3
四季豆	30	2.2	0.1	6.1	2.8	38.3	0.07	0.08	22	160	27	29	0.8	0.6

豆類	熱量（kcal）	粗蛋白（g）	粗脂肪（g）	碳水化合物（g）	膳食纖維（g）	維生素A（RE）	維生素B1（mg）	維生素B2（mg）	維生素C（mg）	鉀（mg）	鈣（mg）	鎂（mg）	鐵（mg）	鋅（mg）
蠶豆	452	31.8	16.2	45.7	27.1	1.3	0	0.08	0.1	740	58	90	3.6	3
花生	553	28.6	43.2	22.6	7	0.7	0.55	0.08	0	546	92	230	29.5	4.3
綠豆芽	33	3.1	0.5	5.4	1.7	0	0.03	0.2	183.6	190	147	22	0.8	0.3
豆漿	64	2.7	1.6	10	3	0	0.2	0.01	0	47	11	9	0.4	0.2
傳統豆腐	88	8.5	3.4	6	0.6	0	0.08	0.04	0	180	140	33	2	0.8
嫩豆腐	51	4.9	2.7	2	0.8	0	0.09	0.04	0	165	13	36	1.3	0.5

資料來源：衛生福利部食品藥物管理署

附表二　常用豆類性味歸經、功效比較

豆類	性味	歸經	功效	主治
花生	甘、平	脾、肺	健脾養胃，潤肺化痰	脾虛反胃，產婦乳少，腳氣，肺燥咳嗽，大便燥結
紅豆	甘、酸、平、無毒	心、小腸	化溼補脾，消暑解毒	脾胃虛弱，高血壓，動脈粥狀硬化，各種原因引起的水腫等病症
赤小豆	甘、酸、平、無毒	心、小腸	健脾利溼退黃，清熱解毒消癰，散瘀血	水腫腹部脹滿，腳氣浮腫，小便不利，瘡瘍腫毒，黃疸尿赤，風溼熱痹，瀉痢便血，腸癰腹痛等症
綠豆	甘、涼	心、胃	清熱解毒，消暑利水	暑熱煩渴，咽乾口渴，高血壓，水腫，泄瀉，紅眼病患者，瘡瘍腫毒、丹毒等熱毒所致的皮膚感染者，以及藥物中毒等症。也適宜於食物中毒、藥草中毒、金石中毒、農藥中毒、煤氣中毒、磷化鋅中毒時應急食用
黑豆	甘、平	脾、腎	滋陰強腎，活血利水，健脾益腎，祛風解毒	改善尿頻、腰酸、女性白帶異常及下腹部陰冷等症狀。適用於：肝腎陰虛、視物昏花、鬚髮早白、消渴多飲或脾虛水腫脹滿、黃疸、腎虛小便不利、水腫、產後癲癇、痹症拘攣、癰腫瘡毒等症
扁豆	甘、平	脾、胃	補脾和中，化溼消暑	脾胃虛弱，食慾不振，大便溏瀉，白帶過多，暑溼吐瀉，胸悶腹脹，小兒疳積等症

白扁豆	甘淡、微溫、平	脾、胃	健脾養胃，化溼消暑	脾胃虛弱，脾虛生溼，食少便溏，白帶過多，暑溼吐瀉，煩渴胸悶等病症
眉豆	甘、平	胃	健脾化溼，益氣消暑，補五臟，暖腸胃，健腦益智	夏季感冒挾溼、暑熱頭昏、噁心、煩躁、脾虛便溏、消化不良、久泄，以及婦女脾虛帶下、小兒疳積（單純性消化不良）者；尤其適宜癌症病人服食。此外，還適用於消瘦、免疫力低、記憶力下降、貧血、水腫、骨質疏鬆、更年期症候群等病症的輔助治療
黃豆	甘、平	脾、大腸	健脾寬中，利水消腫，健體補鈣	脾虛氣弱，消瘦食少，貧血乏力，溼痹拘攣，小便不利，妊娠中毒，瘡癰腫毒等症
青豆	甘、平	脾、大腸	健脾寬中，健脾消水	疳積瀉痢，腹脹羸瘦，妊娠中毒，瘡癰腫毒，外傷出血等病症
毛豆	甘、平	脾、大腸	健脾寬中，潤燥消水，清熱解毒，更年保健	疳積瀉痢，腹脹羸瘦，妊娠中毒，瘡癰腫毒，外傷出血等病症
蠶豆	甘、平	脾、胃	健脾利溼，補腎固精	脾虛少食，水腫，遺精，早洩，乏力倦怠等症
豌豆	甘、平	脾、胃	補中益氣，益脾和胃，利小便，解毒瘡，通乳美肌等	糖尿病患者，還可增加產婦哺乳期乳量
荷蘭豆	平、甘	脾、胃	生津止渴，利小便，解瘡毒，益脾和胃	脾胃虛弱，小腹脹滿，嘔吐瀉痢，產後乳汁不下，煩熱口渴等症

豆療——婦女病、三高、皮膚病、水腫、骨質疏鬆、衰老症…通通有解！素食者最佳選擇！家常必備最強養生食材！

作者——党毅、陳虎彪
食譜審訂分析——廖淑芬
食譜設計示範——王登山
美術設計——葉若蒂
攝影——璞真奕睿 hand in hand Photodesign
副主編——楊淑媚
責任編輯——朱晏瑭
校對——楊淑媚、朱晏瑭
行銷企劃——塗幸儀
董事長
總經理——趙政岷
第五編輯部總監——梁芳春
出版者——時報文化出版企業股份有限公司
10803台北市和平西路三段二四〇號七樓
發行專線——（〇二）二三〇六—六八四二
讀者服務專線——〇八〇〇—二三一—七〇五
（〇二）二三〇四—七一〇三
讀者服務傳真——（〇二）二三〇四—六八五八
郵撥——一九三四四七二四時報文化出版公司
信箱——台北郵政七九～九九信箱
時報悅讀網——http://www.readingtimes.com.tw
電子郵件信箱——yoho@readingtimes.com.tw
法律顧問——理律法律事務所 陳長文律師、李念祖律師
印刷——和楹印刷有限公司
初版一刷——二〇一五年七月十七日
定價——新台幣三五〇元
⊙行政院新聞局局版北市業字第八〇號

優活線
Unique Life
優生活
軟財經
微文學

國家圖書館出版品預行編目 (CIP) 資料

豆療：婦女病、三高、皮膚病、水腫、骨質疏鬆、衰老症…通通有解！素食者最佳選擇！家常必備最強養生食材！/党毅, 陳虎彪作. -- 初版. -- 臺北市：時報文化, 2015.07
面； 公分
ISBN 978-957-13-6313-4(平裝)

1. 食療 2. 豆菽類

413.98　　104010802